Michael Tillmann
Ich, das Geräusch

Michael Tillmann

Ich, das Geräusch

Ein Ratgeber
für Tinnitus-Betroffene

Unter Mitarbeit von Birgit Köhler

Psychosozial-Verlag

Bibliografische Information
Der Deutschen Nationalbibliothek
Die Deutsche Nationalbibliothek verzeichnet
diese Publikation in der Deutschen Nationalbibliografie;
detaillierte bibliografische Daten sind im Internet über
<http://dnb.ddb.de> abrufbar.

Originalausgabe
© 2009 Psychosozial-Verlag
Walltorstr. 10, D-35390 Gießen.
E-Mail: info@psychosozial-verlag.de
www.psychosozial-verlag.de
Umschlagabbildung: Rita Cordsen: »Das wahre Ent-setzen«,
2009 © Rita Cordsen, Bremen
Abbildungen im Innenteil: blueeyesdesign.de, Werbeagentur
Umschlaggestaltung & Layout: Hanspeter Ludwig, Gießen
www.imaginary-art.net
Druck: Majuskel Medienproduktion GmbH, Wetzlar
www.majuskel.de
Printed in Germany
ISBN 978-3-89806-618-1

INHALT

VORWORT

Zum Thema Tinnitus aurium sind innerhalb der letzten 15 Jahre sehr viele Ratgeber erschienen. Inhaltlich stehen dabei medizinisch-technische und verhaltenstherapeutisch orientierte Aspekte im Vordergrund. Der Rat, der den betroffenen Menschen erteilt wird, lautet: Hören Sie weg und vermeiden Sie Stille.

Allerdings wird meiner Ansicht nach die Bedeutung, die menschliches Erleben bei der Entstehung der Tinnitus-Symptomatik und überhaupt von Symptomen hat, in den vorliegenden Ratgebern nicht bedacht.

Ich habe mit diesem Buch etwas anderes im Sinn. Mir geht es um die Hinwendung zum Geräusch, nicht darum, sich abzuwenden. Der Gedanke, der mich dabei leitet, ist folgender: Der Mensch hat die einzigartige Fähigkeit, seine Gefühle und Gedanken im Unbewussten in etwas ganz anderes zu übertragen – zu symbolisieren und zu metaphorisieren, wie Psychoanalytiker dazu sagen. Und genau diese

Symbole und Metaphern gilt es zu entschlüsseln, nicht zu ignorieren.

Wie ein Geleitwort erscheinen mir die Sätze einer Patientin, die die sinnlichen Aspekte des Tinnitus hervorheben: Das Sprichwort »Wer nicht hören will, muss fühlen« wandelte sie ab in »Wer nicht fühlen will, muss hören«.

Diese Formulierung drückt aus, was meiner Meinung nach bei der Behandlung von Tinnitus-Betroffenen nötig ist: eine psychotherapeutische Arbeit, die sich mit den Prozessen der Symbolisierung und mit ästhetischem und sinnlichem Erleben interaktiv auseinandersetzt. Das Ziel könnte es sein, die persönlichen Bedeutungen der Erkrankung, die im Körperlichen eingeschlossen sind, zur Sprache kommen zu lassen.

Ich danke an dieser Stelle Dr. Marlies Köster-Schlutz für ihre hilfreiche und geduldige Zusammenarbeit, meiner Familie für ihr Verständnis und allen, die an der Entstehung mitgewirkt haben.

Michael Tillmann, Psychoanalytiker, Bremen

1   EINLEITUNG

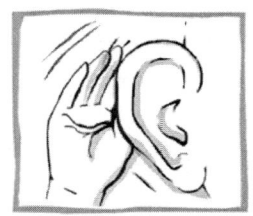

Nachts, wenn Thomas H. schlafen möchte, ist es besonders laut. So laut, dass er aufsteht und den Fernseher einschaltet, denn an Schlaf ist ohnehin nicht mehr zu denken. Am Tag hat er ja wenigstens noch Ablenkung, doch wehe, es ist ein paar Minuten still – wenn er am Steuer seines Autos sitzt, wenn er die Bürotür geschlossen hat, weil er nachdenken muss – schon ist es wieder da. Oder besser: Thomas H. hört es wieder verstärkt. Es macht sich bemerkbar, durch ein im wahrsten Sinne des Wortes ohrenbetäubendes ständiges Fiepen, wie von einer kaputten Thermoskanne. Und es scheint, dass ihm kein Arzt mit seinem Ohrensausen helfen kann – es ist zum Verrücktwerden.

TINNITUS IST EINE VOLKSKRANKHEIT

Piept es auch bei Ihnen? Oder klingelt es? Pfeift oder quietscht es immer oder immer wieder in Ihren Oh-

9

ren? Dann sind Sie »in guter Gesellschaft« – in ganz
Deutschland leiden 2,94 Millionen Menschen dauerhaft an Tinnitus aurium. Die Deutsche Tinnitus-Liga,
die größte Selbsthilfeorganisation für Betroffene in
Europa, spricht von einer Volkskrankheit mit einem
Ausmaß wie Diabetes. In den letzten Jahrzehnten
hat Ohrensausen die Stelle des Magengeschwürs in
der »Hitliste« der häufigsten Zivilisationserkran-
kungen abgelöst und ist auf dem gleichen Rang mit
dem chronischen Erschöpfungssyndrom. – Wer sich
intensiver damit beschäftigen möchte, kann eine
Zusammenfassung der wichtigsten Untersuchungen
in **Kapitel 2** finden.

Im Übrigen ist dieses Phänomen nicht auf Deutschland beschränkt, es ist weltweit zu finden, zumindest
in der industrialisierten Welt. Untersuchungen in den
USA, in Australien, Frankreich, England, Schweden
und anderen Ländern bestätigen dies. Und es sind
alle Altersgruppen betroffen, Menschen von fünf
bis 110 Jahren leiden unter Tinnitus. Persönliche
Mitteilungen von Ärzten und Wissenschaftlern aus
Südamerika, Sudan, Indien und Südostasien zeigen,
dass es auch dort ähnliche Tendenzen gibt, allerdings
sind in diesen Schwellenländern andere Probleme
wichtiger. Tinnitus, eine Erkrankung mit globalem
Ausmaß also – und sogar eventuell eine Folge der
Globalisierung, wie ich in **Kapitel 4** zeigen möchte.

Zuvor mache ich in **Kapitel 3** einen Exkurs, in
dem ich die Kultur des Hörens ein wenig genauer

untersuche. Denn das Hören und damit auch das Ohr haben heute einen anderen Stellenwert als früher.

Schulmedizin hat keine heilende Konzepte

Doch was bedeutet das für Sie und andere Betroffene persönlich? Nun ist nicht jeder Tinnitus behandlungsbedürftig. Die meisten können gut damit leben, dass ein leises Hintergrundrauschen ihren Alltag unterlegt. Aber von anderen wird ein mehr oder weniger ständiges Ohrgeräusch als sehr einschränkend empfunden. Einige Tinnitus-Patienten verlieren sogar die Lust am Leben, haben Depressionen und Selbstmordfantasien. Viele haben den gesamten medizinischen Sektor konsultiert, von den HNO-Ärzten bis hin zu den Orthopäden und Zahnärzten, nur um am Ende von den Medizinern zu hören: »Wir können nichts für Sie tun, Sie müssen sich daran gewöhnen.« Es gibt in der Schulmedizin seit über 200 Jahren keine wirklich heilenden Konzepte, auch wenn der Medizin- und Pharmabetrieb viel Geld an den verschiedensten Therapien wie das aktuell favorisierte Retraining (TRT) oder zweifelhaft erscheinenden, weil zumeist wirkungslosen, durchblutungsfördernden Präparaten verdient. Welche medizinischen Versuche es gab und gibt, um den Tinnitus zu bekämpfen, zeige ich kurz in **Kapitel 5** auf.

Auch zahlreiche Tinnitus-Ratgeber werden jedes

Jahr neu auf den Markt gebracht (mit Titeln von *Tinnitus – endlich Ruhe im Ohr* über *Leben mit Ohrgeräuschen* bis *Tinnitus lindern – ein Selbsthilfeprogramm*), aber ihre Botschaft lautet ebenfalls überwiegend: Gewöhn dich dran und vermeide Stille. Und nun kommt dieser Ratgeber noch hinzu. Was will dieses Buch anderes, Neues sagen angesichts der Kapitulation des medizinischen Sektors vor diesem resistenten Symptom?

TINNITUS ALS BRÜCKE ZUR SEELISCHEN NOT

Zunächst eines vorweg: Tinnitus kann Folge von medikamentösen Behandlungen, tumorbedingt oder auch unfallbedingt sein. Verschiedene Ursachen sind denkbar. In diesem Ratgeber geht es mir um den, wie die Fachleute sagen, chronischen subjektiven Tinnitus, also das anhaltende Ohrensausen ohne erkennbare Ursache.

Zudem bin ich kein Mediziner, sondern ein Psychoanalytiker. Ich habe im Laufe der letzten 15 Jahre immer wieder mit Tinnitus-Patienten in meiner Praxis zu tun gehabt, anfangs eher zufällig, später suchten mich Betroffene gezielt auf. Ich arbeitete auch für Krankenkassen und bot Gruppenkurse und Informationsveranstaltungen für Tinnitus-Betroffene an. Dabei fiel mir immer wieder auf, dass der Tinnitus als Ausdrucksgeschehen, also als Brücke zur seelischen

Not, zur Subjektivität zu verstehen war – und auf diese Weise konnte ich den Menschen oft helfen.

Doch es war auch für mich ein langer Weg. Anfangs fühlte ich mich genauso hilflos wie meine Kollegen, die als Psychotherapeuten oder Mediziner beim chronischen Tinnitus schnell am Ende ihres Lateins sind – auch wenn sie nicht immer so ehrlich sind es zuzugeben. Ich sammelte immer mehr Informationen und Erfahrungen, kam aber dem Symptom nicht näher. Mein Wissen wuchs, aber mit ihm auch meine Ohnmacht, und darin ähnelte ich meinen Patienten sehr: Die Einfühlung, das Gefühl für den anderen bzw. für sich selbst fehlte.

HINHÖREN, STATT STILLE VERMEIDEN

Ich begann mit Hypnose zu arbeiten, um die Patienten zu entspannen und so ihren Tinnitus zu lindern. Doch das Problem wurde auf diese Weise nicht gelöst, die Ohrgeräusche blieben. Zudem stellte ich fest, dass ich zunehmend meine Schwierigkeiten hatte mit der Idee, die hinter den medizinisch-verhaltenstherapeutischen Ansätzen steckte: Dort hieß es stets, man müsse Stille vermeiden oder den Tinnitus gar durch einen Gegenton (wie bei der Retraining-Therapie) auslöschen. Das kam mir wie eine Verdoppelung der Entfremdung, eine Distanzierung vom Symptom vor – weghören und den Tinnitus wegmachen,

statt hinhören, was der Tinnitus dem Betroffenen
zu sagen hat, und dieses Erleben anders ausdrücken
lernen. Ich merkte, dass ich nach einem Weg suchte,
wie meine Patienten und ich den Tinnitus erreichen
konnten. Ich wollte die Bedeutung eines Symptoms
verstehen, das nach außen hin leise ist, nach innen
aber laut werden kann.

Nach meiner Erfahrung sind häufig Menschen vom
Tinnitus betroffen, die nur schwer über sich und ihre
Empfindungen, über das was sie gefühlshaft bewegt,
sprechen können. Weil der Tinnitus sprachlich nicht
fassbar ist, macht er ihnen besonders viel Angst.
Daher hat es sich als hilfreich erwiesen, wenn die
Betroffenen lernen, den Tinnitus nicht wegmachen
zu wollen, sondern ihn kennenzulernen in seinen
Intervallen und Rhythmen. Denn auch ein ständiges
Ohrgeräusch ist mal lauter, mal leiser, mal fast ver-
schwunden. Wahrzunehmen, in welchen Situationen
eine Veränderung stattfindet, kann ein Schlüssel zum
Verständnis sein.

Ich vermute, dass Tinnitus ein Hinweis auf eine
frühe Störung ist, Ausdruck einer misslungenen
reifen Entwicklung des Kindes. Jedenfalls scheint
Tinnitus eine Form der Kommunikation zu sein, die
entschlüsselt werden kann, ähnlich wie eine Mutter
die frühe Kommunikation ihres Kindes entschlüsselt.
Um diesen frühen Bereich der Entwicklung und
seinen möglichen Zusammenhang mit Tinnitus geht
es in **Kapitel 6**.

NICHT WEG VOM, SONDERN HIN ZUM TINNITUS

Statt wegzugehen vom Ohrensausen und vom Empfinden, statt taub zu werden gegen sich und sein Ohrgeräusch, geht der Weg, den ich mit meinen Patienten versuche zu finden, hin zum Tinnitus und zu den eigenen Gefühlen. Sinneserfahrungen wahrzunehmen kann helfen, die innere Entfremdung zu überwinden. Wer sich einfühlen kann in sich selbst und andere, der kann auch fühlen und verstehen, was in und mit seinem Körper geschieht. Wer es nicht kann, für den gilt dann vielleicht, was eine Patientin von mir einmal formulierte: »Wer nicht fühlen will, muss hören.« Wie diese Einfühlung geschehen kann und was andere Betroffene dafür getan haben, möchte ich in **Kapitel 7** beschreiben.

Dieses Buch wird sicherlich keine Wunderheilung vollbringen können. Dazu ist der Tinnitus bei vielen auch schon allzu lange aktiv, das Leiden chronisch. Aber ich möchte Ihnen, den Tinnitus-Betroffenen, neue Lebensfreude geben durch einfache Anregungen und Gedanken, die jeder, der sich darauf einlässt, auf sein Leben anwenden kann. Ich möchte Ihnen Hoffnung machen: Was gekommen ist, kann auch wieder gehen. Der Schlüssel liegt bei Ihnen.

Einige Kapitel beschäftigen sich mehr mit Hintergrundwissen und einer eher philosophischen Einordnung des Phänomens Tinnitus, andere bringen

Ratschläge und Tipps, wie Sie als Tinnitus-Betroffener lernen können, mit Ihrer Erkrankung neu und anders umzugehen. Sie müssen dieses Buch nicht von vorne bis hinten durchlesen, sondern können sich die einzelnen Kapitel, die Sie am meisten interessieren, herausgreifen. Außerdem ist am Ende jedes Kapitels das Wichtigste noch einmal kurz zusammengefasst.

Wenn ich in diesem Buch durchweg vom Tinnitus-Betroffenen oder vom Arzt oder Therapeuten schreibe, dann soll das auf keinen Fall all die Frauen ausschließen, die ebenfalls betroffen sind. Aber wenn ich immer beide Formen ausschriebe, würde dieses Buch sicherlich um einiges dicker werden und dadurch auch einige Cents teurer – verstehen Sie es also bitte als eine Sparmaßnahme für Ihr Portemonnaie.

Mein Wunsch ist es, Ihnen ein neues Verständnis für Ihren ganz persönlichen Tinnitus zu vermitteln. Denn eine psychosomatische Erkrankung ist immer ein Schrei der Seele, die sich durch den Körper ausdrückt. Lernt die Seele sich anders auszudrücken, oder lernen wir besser diesen Schrei auch anders zu hören, dann muss der Körper nicht rebellieren, das Ohr muss nicht piepen.

Zusammenfassung

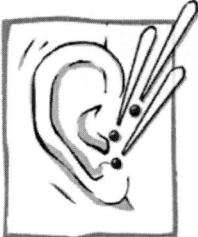

- Tinnitus ist eine Volkskrankheit, an der Millionen Menschen dauerhaft leiden.
- Menschen von fünf bis 110 Jahren und in praktisch allen Ländern erleben Tinnitus.
- Die Schulmedizin hat seit über 200 Jahren keine wirklich heilenden Konzepte.
- Stille vermeiden ist ihr wenig hilfreiches Motto für die »hoffnungslosen Fälle«.
- Meine Erfahrung: Nicht weghören, sondern hinhören, was der Tinnitus zu sagen hat, ist wirkungsvoller.
- Es gibt einige Dinge, die Sie als Leidender dafür tun können, Ihr Ohrgeräusch besser zu verstehen und zu überwinden.

2 VERBREITUNG FRÜHER UND HEUTE

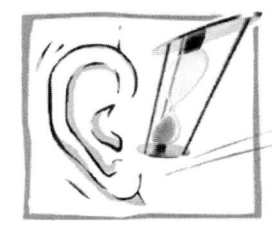

Es ist ein häufig beobachtetes Phänomen, das Sie sicher auch kennen: Wer selbst etwas erlebt, das ihn beschäftigt, trifft plötzlich überall auf Menschen, denen es ähnlich geht. Wer ein Kind erwartet, sieht überall Schwangere, wer einen Autounfall hatte, hört von allen Seiten Geschichten von anderen Verunglückten. Bei Tinnitus und Hörsturz ist es genauso: Wenn Sie das erste Mal einen Hörsturz erleben oder einen Dauerton im Ohr, erfahren Sie oft von allen Seiten Mitgefühl. Der Nachbar, der Kollege, die Freunde und Verwandten, alle kennen jemanden, der Tinnitus hat, oder sind selbst betroffen; jeder scheint seine persönliche Erfahrung mit dem »Mann im Ohr« zu haben.

Tatsächlich täuscht der Eindruck nicht. Tinnitus ist in etwa so verbreitet wie Diabetes, sodass auch schon von einer »neuen Volkskrankheit« gesprochen wird. Alle Untersuchungen, die in den letzten Jahren veröffentlicht worden sind, beweisen das. Die

Deutsche Tinnitus-Liga hat im Jahr 1999 herausgefunden, dass in ganz Deutschland mehr als 2,94 Millionen Menschen chronisch, also länger als einen Monat an Tinnitus litten. Hinzu kommen jährlich etwa zehn Millionen Bundesbürger, die erstmals ein Ohrgeräusch haben, das allerdings oft auch wieder von selbst verschwindet. In den HNO-Praxen sind ein Viertel aller Patienten wegen ihrer Ohrgeräusche beim Arzt.

Bemerkenswert ist auch, dass der Tinnitus bei Kindern und Jugendlichen zugenommen hat. In den 50er Jahren ging man noch davon aus, dass sie nur selten betroffen sind. Heute hat sich gezeigt, dass immer mehr Schulkinder unter dauerhaften Ohrgeräuschen leiden. Auch bei den Über-60-Jährigen nimmt der Tinnitus rapide zu. Tinnitus ist also in allen Altersgruppen und Geschlechtern vorhanden.

Tinnitus ist weltweit und in allen Altersgruppen verbreitet

Auch in anderen industrialisierten und hochtechnologisierten Ländern der sogenannten Ersten Welt ist Tinnitus weit verbreitet, was Wissenschaftler in Frankreich, Großbritannien, Schweden und Australien, in den USA und in der Schweiz ausführlich beschrieben haben. Seit über zwei Jahrzehnten sind die Menschen dort quer durch alle Generationen von der Tinnitus-Symptomatik in epidemischem Ausmaß betroffen.

Ich habe zudem durch persönliche Mitteilungen von Ärzten, Klinikleitern und Heilern in Indien, China und auf den Philippinen sowie aus Ecuador und dem Sudan erfahren, dass es auch dort ein ähnliches Bild gibt. Jedoch haben die Menschen dort, in den sogenannten Schwellenländern, andere Probleme, um deren Lösung sie sich kümmern müssen, andere Krankheiten, die die Ärzte zu heilen versuchen. Es scheint zudem so, dass die Leidensbereitschaft in gesättigten westlichen Ländern niedriger ist – hier gehen Menschen mit Ohrensausen schneller zum Arzt und verlangen Heilung.

Tinnitus ist also ein weltweites Phänomen, das allerdings in anderen Kulturen anders bewertet wird. Und ein Blick in die Geschichte zeigt uns, dass Tinnitus durchaus nicht neu ist.

Von Luther bis Eric Clapton

Der Reformator Martin Luther zum Beispiel litt im 16. Jahrhundert sehr stark unter Tinnitus, er hatte sogar Angst zu sterben, so sehr brauste es »wie Windmühlen« in seinem linken Ohr. Er beschrieb seine Höllenqualen und seinen Kampf damit sehr drastisch: »Ich ertrage es mutig und verachte die satanischen Faustschläge auf mein Fleisch.«

Etwa ein Jahrhundert später, 1736, beschrieb der französische Philosoph Jean-Jacques Rousseau sein Leiden ähnlich:

»Dieser lärmende Aufruhr in meinem Innern war so gewaltig, dass er mir die frühere Feinheit des Gehörs raubte und mich zwar nicht taub, aber doch harthörig machte, wie ich es seitdem geblieben bin. Man kann sich meine Überraschung und meinen Schrecken vorstellen, ich hielt mich für dem Tode nah und legte mich ins Bett; der Arzt wurde geholt, ich erzählte ihm zitternd mein Leiden, das mir unheilbar schien. Als ich nach Verlauf einiger Wochen bemerkte, dass ich mich nicht besser und nicht schlechter befand, verließ ich das Bett und nahm meine gewöhnliche Lebensweise trotz dem Schlagen meiner Arterien und meines Ohrensausens wieder auf, das mich von da an, das heißt seit dreißig Jahren, nicht eine Minute verlassen hat.«

Auch die Komponisten Beethoven im 18. und Smetana im 19. Jahrhundert litten stark an Ohrgeräuschen. Der spanische Maler Francisco de Goya malte im 18. Jahrhundert einen Dämon, der ihm in die Ohren blies. Der Physiker Lichtenberg berichtete zur gleichen Zeit von seinem Tinnitus.

In unserer Zeit bekennen sich viele prominente Menschen zu ihrem Ohrensausen wie der Schauspieler William Shatner (Captain Kirk), die ehemaligen US-Präsidenten Dwight Eisenhower, Ronald Reagan und Bill Clinton oder die Musiker Sting und Eric Clapton. Die Liste ließe sich beliebig fortführen.

Tinnitus-Epidemie in Mesopotamien

Jedoch nicht nur moderne Menschen kannten und kennen Tinnitus. Auch die alten Ägypter hinterließen uns Schriften, in denen sie über Ohrensausen berichten. Und im biblischen Zweistromland Mesopotamien herrschte im Jahr 2.700 v. Chr. sogar eine wahre Epidemie.

Der antike Arzt Hippokrates im dritten vorchristlichen Jahrhundert beschrieb Ohrgeräusche als Vorboten des Todes und Begleiter von Todesangst. Und Aristoteles im vierten Jahrhundert vor Christus soll sich schon mit dem Problem befasst haben, weshalb ein Ohrgeräusch leiser wird, wenn ein lauteres Geräusch von außen dazu kommt – das Prinzip des Noisers, der heute vor allem in der Retraining-Therapie eingesetzt wird, wurde demnach bereits in der Antike erfunden.

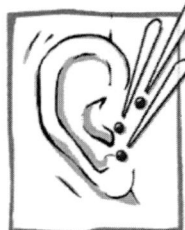

Zusammenfassung

➤ Chronischen Tinnitus haben in Deutschland 2,94 Millionen Menschen.

➤ Weltweit leiden Millionen unter Ohrgeräuschen, alle Altersgruppen und Geschlechter sind betroffen.

➤ Vor allem in industrialisierten Ländern scheint Tinnitus seit 20 Jahren eine »leise Epidemie« geworden zu sein.

➤ Von Martin Luther bis Bill Clinton litten und leiden zahllose Prominente in der Neuzeit unter Tinnitus, aber schon die alten Mesopotamier, Ägypter und Griechen kannten das Phänomen.

3 EXKURS: DIE KULTUR DES HÖRENS

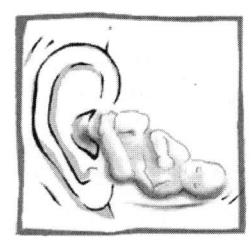

Wie das Hören genau funktioniert, wie also akustische Reize im Ohr eintreffen, weiter ins Hirn geleitet und dort in Informationen umgewandelt werden, das können Sie bei Interesse in vielen anderen Büchern nachlesen. Hier möchte ich Ihnen vielmehr nahelegen, das Hören als ein Aspekt von Sinnlichkeit zu begreifen. Das ist insofern wichtig, als dass die medizinisch-körperliche Sichtweise des Tinnitus nicht ausreicht, das Symptom zu verstehen, wie ich versucht habe darzustellen und in **Kapitel 5** noch näher beschreibe. Es geht vielmehr darum, ein sinnliches Verständnis aufzubauen, das auch die Seele erreicht.

HÖREN KOMMT VOR SEHEN

Nur dieses vorweg, da es die Bedeutung des Hörens für den Menschen betont: Der Hörsinn und das, was das Ohr hört, lässt sich nicht verschließen, es ist immer da. Man hat herausgefunden, dass bereits der ungeborene Fötus im Mutterleib Töne wahrnimmt. Das Hörorgan ist das erste, das bereits im fünften Schwangerschaftsmonat voll ausgebildet ist, vor allen anderen Organen, und es ist das letzte, das einem Sterbenden vergeht. Außerdem geht der Hörsinn viel weiter als jeder andere Sinn: Die Spanne des Hörbereiches des Menschen ist um das Zehnfache breiter als des Sehbereiches. (Mehr dazu im **Kapitel 6**.)

Gehen wir zurück in die Geschichte, entdecken wir, dass der Hörprozess früher nicht losgelöst war vom menschlichen Erleben. So bezeichnete der griechische Philosoph Platon die Sinne als Organe der Seele. Für ihn war der menschliche Verstand bzw. die Seele dafür zuständig, die verschiedenen Sinneseindrücke zu verarbeiten. Platon hat nämlich beobachtet, dass die Seele einiges in sich selbst erforscht, anderes allerdings durch den Körper ausdrückt. Die Psychosomatik war geboren.

Hören als sinnliche Erfahrung

Da Sinneserfahrungen und Sinnlichkeit auch mit Erotik zu tun haben, hat das Hören ebenfalls eine erotische Seite. Das spiegelt sich in verschiedenen Kulturen wider. Einige Mythologien setzen Ohren mit den weiblichen Geschlechtsorganen gleich. In der indischen Mythologie zum Beispiel gibt es die

Geschichte einer Jungfrau, von der der Sonnengott einen Liebesdienst verlangt. Als diese ablehnte, soll ihr der Gott vorgeschlagen haben, die sexuelle Verbindung durch das Ohr einzugehen. In der römischen Antike glaubte man, die Göttin Minerva sei über das Ohr geboren worden (eine »Kopfgeburt«). Im europäischen Mittelalter gab es die Vorstellung, dass Maria den Gottessohn ebenfalls über das Ohr empfangen hat. Bei Eva soll sich der Teufel durch das Ohr eingeschlichen haben. Auch von Buddha wird erzählt, er sei aus dem Ohr seiner Mutter geboren worden. Und noch heute findet sich die Redewendung in unserer Sprache, dass eine Frau dem um sie werbenden Mann »ihr Ohr leiht«.

Schauen wir uns die großen Bücher der Menschheit an, die indischen Upanischaden, den Koran, die Bibel, so stecken sie voller Höraufforderungen und Höranweisungen. Um nur zwei Beispiele aus der Bibel zu nennen: »Wer Ohren hat zu hören, der höre«, sagt Jesus. Vom Propheten Jesaja stammt das Wort: »Höre, so wird deine Seele leben!« Hören bedeutet im biblischen Sinne immer die Verinnerlichung der Stimme Gottes. Gehören und Gehorsam werden in der Bibel sinnbildlich für Hören verwendet. Das Hören als eine sinnliche Grundlage von Beziehungen, in diesem Fall der zwischen Gott und den Menschen, ist eine authentische Erfahrung – der Mensch in seiner Vollständigkeit wird ernst genommen.

Heute ist das Ohr Zulieferorgan des Auges

Allerdings stellen wir fest, dass der Prozess der Zivilisation auch ein Prozess der zunehmenden Entsinnlichung ist. Die Bedeutung des Hörens, wie es in der Bibel betont wird, nimmt ab, stattdessen wird der Blick immer wichtiger. Das Ohr wird zum Zulieferorgan des Auges degradiert. So erfahren wir heute gar nicht mehr die »Fülle des Seins«. Hinzu kommt, dass in der modernen medizinischen Wissenschaft auch der sinnliche Charakter des Sehens verloren gegangen ist, es geht nur mehr um das Abbildhafte – die Fortschritte in der bildgebenden Medizin, wie MRT- und Computertomographie werden ständig gefeiert, überall können wir auf Monitoren unseren inneren Zustand sehen. Gleichzeitig werden aus »Sprechzimmern« reine Behandlungszimmer – auch hier geht Sinnlichkeit verloren.

Wenn aber eine Kultur wie die unsere abendländische auf der Dominanz des Blickes aufbaut, entgeht uns vieles: Wir verlernen, hinzuhören, wir verlieren Entwicklungsmöglichkeiten von Subjektivität, und wir verlieren eine Möglichkeit, uns an die Welt zu binden.

Zusammenfassung

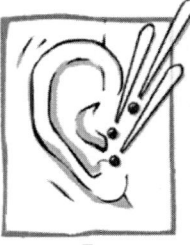

- Hören als einen Aspekt der Sinnlichkeit zu begreifen, ist wichtig, um das Symptom Tinnitus zu verstehen.
- Das Hörorgan ist bereits bei fünf Monate alten Föten voll ausgebildet.
- Hören hat in vielen Kulturen etwas mit Erotik zu tun.
- In der Bibel zeigen die zahlreichen Aufforderungen zu »hören«, wie wichtig das sinnliche Hören für menschliche Beziehungen zu Gott, aber auch untereinander ist.
- Im Laufe der Entwicklung der Zivilisation wurde der Hörsinn dagegen immer mehr zugunsten des Sehsinnes vernachlässigt, Sinnlichkeit ging verloren.

4 EXKURS: TINNITUS IN EINER SICH WANDELNDEN WELT

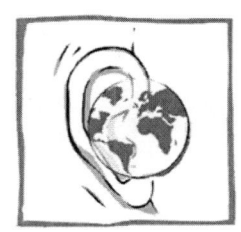

Wie ich bereits beschrieben habe, ist Tinnitus in den vergangenen 20 Jahren zu einem Massenphänomen geworden, das weite Teile der industrialisierten Welt erfasst hat. Nun kann man sich fragen, warum dieses Symptom, das es schon wesentlich länger gibt, gerade jetzt so »in Mode gekommen« scheint. Warum gerade jetzt – und warum Tinnitus?

Auf der Suche nach Antworten fällt mir vor allem der weltweite Charakter auf – ein wahrhaft globales Phänomen ist es, das zeitlich mit der verstärkten Globalisierung zusammenfällt. Globalisierung ist dabei mehr als nur ein Modewort. Weltweit überstürzen sich die wirtschaftlichen, ökologischen und damit einhergehend auch kulturellen Veränderungen und nehmen ein Ausmaß an, bei dem der einzelne Mensch nur schwer mithalten kann. Innerhalb von wenigen Jahren werden alte, über Generationen gewachsene Gewohnheiten und Gewissheiten aufgelöst. Was früher galt, gilt heute oft nicht mehr. Viele fühlen sich ohnmächtig und ausgeliefert, die vertraute Welt ist erschüttert, und mit ihr auch das Subjekt selbst. Ein beunruhigendes Beispiel ist die aktuelle weltweite Wirtschafts- und Finanzkrise.

Tinnitus als intime Revolte

Angesichts einer rundum verunsichernden Welt reagiert der Einzelne oft mit einem Rückzug ins Private, sogar ins Intime. Und welchen intimeren Ort als das Ohr gibt es, der gleichzeitig Verbindung nach außen ist und trotzdem großenteils im Inneren liegt, der sich nicht abschalten lässt und als Erstes bereits da war? Die »Verstopfung« des Ohres durch den Tinnitus signalisiert möglicherweise eine innere Revolte angesichts zutiefst verängstigender weltumspannender Umwälzungen wirtschaftlicher, technologischer und politischer Natur. Die Seele scheint zu sagen: »Ich will nichts mehr hören von dieser Welt.«

Ich sprach eben von kulturellen Veränderungen. Die Völkerkundler sagen, Kultur biete dem Einzelnen stets einen Katalog von Regeln und Verhaltensweisen, wie man mit bestimmten Dingen fertig wird oder wie sie einzuordnen sind. Wenn sich jedoch die Kultur selbst in einem tief greifenden Wandel befindet, muss der Einzelne mit seiner Angst allein fertig werden. Althergebrachte Regeln gelten nicht mehr. Angst um den Arbeitsplatz, um die Altersversorgung oder die Gesundheit und nicht zuletzt wachsende Zukunftsangst nehmen oft einen großen Platz ein im Leben des Einzelnen. Die Entwicklungskrise der Moderne verunsichert zutiefst. Diese Angst kann aber nicht bewusst verarbeitet werden, dafür ist sie zu »unbewusst«.

Unbewusstheit
schafft körperliche Symptome

Mit »unbewusst« meine ich etwas, das nicht willentlich verändert, manchmal noch nicht einmal benannt werden kann. Dennoch wirkt es in den Menschen fort. Bei der Globalisierung bewirken zum Beispiel die immensen Veränderungen in der Außenwelt Veränderungen im Inneren. Diese werden jedoch meistens nicht bewusst wahrgenommen und können daher auch nicht verarbeitet werden. Der Prozess der Globalisierung schafft somit Unbewusstheit. Unbewusste Konflikte führen leicht zu körperlichen Symptomen, die nicht bewusst behandelt werden können.

Gibt der Leidende nun die Verantwortung für sein Symptom an die Medizin ab, die mit Hightech und Pharmazeutika die Erkrankung aus der Welt schaffen will, fühlt sich der Betroffene zunächst erleichtert. Eine bewusste Verarbeitung seiner individuellen unbewussten Ängste ist es jedoch nicht. Dabei steckt hinter jedem Symptom ein unbewusster Ausdruck von Subjektivität, von individuellem Erleben. Von der modernen Medizin wird das subjektive Erleben allerdings nicht aufgeschlüsselt. Jeder erhält die gleichen Therapien, das Symptom wird behandelt, ohne dass der darin enthaltene unbewusste persönliche Sinn einen Platz bekommen kann.

Das Hören wurde »aus dem Blick verloren«

Hinzu kommt, dass wir uns in einer Welt befinden, die mehr und mehr visuell geprägt ist. Eine wahre Bilderflut dringt täglich auf uns ein, ein optischer Dauerbeschuss von allen Monitoren, Bildschirmen, Werbetafeln. Diese Überschwemmung ist nicht mehr zu verarbeiten. Erhöhte Konzentrationsschwäche bei Kindern, die zu viel fernsehen, ist nur ein Hinweis darauf.

Im Gegenzug werden andere Sinne vernachlässigt. Der Hörsinn zum Beispiel, der uns ein Hinhören, ein Lauschen ermöglicht und Raum lässt für unsere eigenen Empfindungen und Fantasien, wurde im Laufe der letzten Jahrzehnte im Wortsinne »aus dem Blick verloren«. Zur Verdeutlichung: Die alte Radiokultur, bei der noch vor Jahrzehnten die ganze Familie im Wohnzimmer am Rundfunkgerät saß und die Hörfunkreportage zu einem Film im Kopf des Hörers wurde, ist längst abgelöst durch ein stumpfes und wenig fantasieanregendes Konsumieren von TV-Filmen, Seifenopern und Talkshows.

Wir haben uns also selbst von unseren sinnlichen und emotionalen Empfindungen entfremdet, uns unsere Sinne teilweise amputiert oder amputieren lassen. Und gerade in einer solchen Phase meldet sich ein Sinn unüberhörbar deutlich zu Wort und lässt sich nicht so einfach zum Schweigen bringen: der Hörsinn. So gesehen lässt uns unser Ohrgeräusch ständig daran denken, dass wir nicht genug hören, oder besser: dass wir falsch hören.

GESELLSCHAFTLICH ANERKANNTES LEIDEN

Ein weiterer interessanter Aspekt in diesem Zusammenhang ist, dass jede Gesellschaft ihre eigenen Symptome hat. Die Literatur des 19. Jahrhunderts führt uns zum Beispiel »hysterische Frauenzimmer« vor, die in Ohnmacht fallen. Tatsächlich waren hysterische Ohnmachtsanfälle damals ein verbreitetes Phänomen, sozusagen ein gesellschaftlich anerkanntes Symptom. Heute verstehen Psychologen das als eine Form der Revolte der Frauen gegen patriarchalische Strukturen.

Auch damals herrschte eine große Verunsicherung angesichts immenser technischer und kultureller Veränderungen. Diese Ängste vor den gewaltigen Modernitätssprüngen könnten wohl auch in die hysterische Angst geführt haben. Im heutigen globalen Zeitalter haben sich diese Ängste wohl verstärkt. Sie betreffen nun beide Geschlechter und alle Altersgruppen. Eine moderne Form der Hysterie könnte daher der Tinnitus sein.

Zusammenfassung

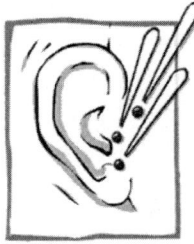

➤ Globale tief greifende ökonomische und kulturelle Veränderungen verunsichern die Menschen stark und machen ihnen Angst.

➤ Diese Angst ist jedoch unbewusst, und der Körper reagiert mit Symptomen auf die unbewussten Veränderungen. Tinnitus ist ein mögliches Symptom, mit dem die Seele versucht sich der Welt zu verschließen.

➤ Der Medizinbetrieb versucht nur das Symptom zu kurieren, stellt es aber nicht in Zusammenhang mit dem einzelnen Individuum und seinem Unbewussten.

➤ Durch die zunehmende Bilderflut der Moderne wurde der Hörsinn vernachlässigt. Dadurch stehen aber nicht mehr alle Sinne zur Verfügung, wir haben uns selbst teilweise amputiert. Auch darauf macht der Tinnitus aufmerksam.

5 MEDIZINISCHE UND ANDERE THERAPIEANSÄTZE

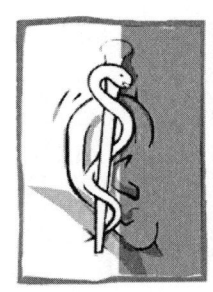

So alt wie das Phänomen Tinnitus ist, so viele Heilungsversuche gab und gibt es. Allerdings hat sich kein Verfahren wirklich durchgesetzt, weil überall die durchschlagenden Erfolge ausblieben. Die Medizin müsste sich eigentlich ihre Resignation eingestehen, und dennoch betreibt der Pharma- und Medizinbetrieb einen ungeheuren Aufwand, um den Tinnitus-Patienten zu helfen – und sei es nur mit dem Ziel, sich an den Tinnitus wie an einen dauerhaften Begleiter zu gewöhnen, einschließlich medikamentöser und apparativer Behandlungen.

5.1 PHARMAKO-MEDIKAMENTÖSE ANSÄTZE

Beim französischen Philosophen Rousseau im 18. Jahrhundert probierten die Ärzte noch Aderlass und andere uns heute obskur erscheinende Mittel aus, um den Tinnitus zu vertreiben. Das ist Gott sei Dank aus der Mode. Dennoch erscheinen manche der aktuell angewandten Therapien ähnlich bedrohlich oder befremdlich, vor allem aufgrund ihrer weitgehenden Unwirksamkeit.

Ein typisches Beispiel: Manfred M. wacht eines Morgens auf und bemerkt, dass er nichts mehr hören kann. Panik setzt ein – was ist los? Nach einer halben Stunde kann er langsam wieder seine Umgebung hören, zunächst wie durch Watte, dann immer klarer. Allerdings kommt nun auch ein Pfeifen dazu. Er kennt das schon von früher, damals sagte man scherzhaft: »Wer denkt an dich und küsst einen anderen?« Doch früher ging das Geräusch nach kurzer Zeit wieder weg. Dieses Mal bleibt es, es begleitet Manfred M. den ganzen Tag, auf der Arbeit, im Feierabend, und nachts im Bett lässt es ihn fast nicht einschlafen. Er nimmt sich vor, am nächsten Tag zum Arzt zu gehen, belässt es dann aber bei dem Vorhaben. Danach kommt das Wochenende, und der Pfeifton bleibt, ebenso wie die Ängste von Manfred M. Am Montagmorgen dann sucht er die Praxis eines HNO-Arztes auf, wo ihn der Mediziner mit den Worten empfängt: »Ja, wären Sie früher gekommen, in den ersten 24 Stunden, dann hätten wir etwas machen können gegen den Hörsturz und den Tinnitus. Jetzt müssen wir mal schauen …« Dennoch wird als erstes eine sogenannte Infusionstherapie gemacht, das bedeutet, Manfred M. bekommt ambulant eine durchblutungsfördernde Flüssigkeit per Tropf in die

Venen. Der Arzt rät ihm noch, sich ein paar Tage aus-
zuruhen und in Zukunft Stress zu vermeiden. Doch
der Pfeifton bleibt – auch in den nächsten Wochen
und Monaten.

INFUSIONSTHERAPIE IST NACHWEISLICH UNWIRKSAM

Bemerkenswert ist, dass diese Infusionstherapie in
HNO-Kreisen mittlerweile nicht nur als unwirksam
bekannt ist. Auch massive Nebenwirkungen wie chro-
nischer Juckreiz oder Herzbeschwerden bis hin zu
Organversagen können auftreten. Nicht ohne Grund
wird diese Behandlung in den USA und Kanada nicht
durchgeführt, und auch die deutschen gesetzlichen
Krankenkassen haben in der jüngsten Zeit aufgehört,
die Kosten für eine stationäre Infusionstherapie zu
übernehmen – zu teuer und zu nutzlos. In deutschen
Praxen allerdings hält sich die Infusionstherapie bei
Hörsturz und Tinnitus hartnäckig. »Meine Patienten erwarten das von mir. Wenn ich es nicht anbiete,
gehen sie zu einem anderen Arzt«, mag sich manch
ein Mediziner überlegen. Ihnen als Betroffenen sollte
das zu denken geben.

Die Liste der mehr oder weniger wirkungslosen
Medikamente und Therapien ist lang, und ich will
sie hier nicht ausführlich schildern, das ist in vielen
Ratgebern nachzulesen. Tatsache ist jedoch: Ob

Gingko-Präparate, Tauchfahrten oder hyperbare Sauerstofftherapie in der Druckkammer – aus medizinischer und pharmazeutischer Sicht wird dem Phänomen Tinnitus in Deutschland ein massives Aufgebot entgegengesetzt. Alle basieren auf der bereits im 19. Jahrhundert geäußerten Annahme, Tinnitus käme von einer Blutarmut im Ohr. Allerdings sind die Erfolge nur vereinzelt und nicht wissenschaftlich nachweisbar, sie sind eher als »Zufallstreffer« zu bewerten.

Der Gedanke, dass Tinnitus im Ohr entsteht, erscheint auf den ersten Blick auch logisch. Tatsächlich sind die feinen Haarzellen im Innenohr oft beschädigt, und es gibt auch körperlich bedingte Ohrgeräusche wie nach einem Knalltrauma. Allerdings ist es bemerkenswert, dass auch Menschen, deren Hörnerven komplett durchtrennt sind, unter Tinnitus leiden können. Hier wäre eigentlich eine Empfindung, die durch ein beschädigtes Innenohr entsteht, nicht möglich.

Nur die Gesundheitsindustrie profitiert vom Kampf gegen den Tinnitus

Doch zurück zu Manfred M.: Nachdem verschiedenste Medikamente nicht geholfen haben und auch körperliche Ursachen wie Zähneknirschen und Blockaden im Halswirbelbereich ausgeschlossen wurden, hat

Manfred M. eine stattliche Patientenkarriere hinter sich. In seiner Hoffnungslosigkeit hat er sogar einen Heilpraktiker aufgesucht, der allerdings ebenso machtlos war. Zusätzlich fühlt er sich von all den Informationen, die es auch im Internet zum Phänomen gibt, und all den möglichen medikamentösen Therapien schier erschlagen. Genutzt hat es nichts. Im Gegenteil scheint das Ohrgeräusch nicht leiser, sondern lauter und vor allem störender geworden zu sein – und das wurde noch dazu teuer bezahlt. Nicht Manfred M., sondern die Gesundheitsindustrie scheint von seinem Kampf gegen den Tinnitus zu profitieren.

Was auch immer in diesem Bereich unternommen wird, muss wirkungslos bleiben, geht es doch bei allen Maßnahmen nicht um ein Verständnis des Tinnitus, sondern nur um ein »Wegmachen« eines Symptoms. Es wird so getan, als ob man nur einen Infusionstropf anhängen oder einen Rauschgenerator ins Ohr stecken müsste, um den Tinnitus zu beseitigen. Dass etwas unverstanden bleibt, hinterlässt auch im Arzt ein Gefühl von Hilflosigkeit. Weder der Arzt noch der Patient können als Subjekt in Erscheinung treten. Der Mensch mit all seinen Gefühlen, Ängsten, Erfahrungen, ganz persönlichen Bedeutungen bleibt ausgespart. Dafür gibt es in einer vorwiegend medikamentös und technisch orientierten Medizin global zu wenig Platz. Doch genau diese Undurchschaubarkeit und Undurchdringlichkeit macht dem Menschen noch mehr Angst.

5.2   Technisch-apparative Ansätze

Wieder zu Manfred M.: Am Ende wird ihm die recht teure Tinnitus-Retraining-Therapie (TRT) angeboten. Immerhin wird die TRT bei bis zu 30 Prozent aller chronischen Tinnitus-Patienten angewendet. Das erfährt er von seinem Arzt und denkt sich: »Dann kann es ja nicht ganz sinnlos sein.« Bei der TRT wird mithilfe eines kleinen Apparates, dem Noiser, ähnlich einem Hörgerät, ein leises Gegengeräusch erzeugt, das den Tinnitus nicht übertönen, sondern auslöschen soll. Ziel ist es, dass das Gehirn beide Töne nicht mehr wahrnimmt – so wie Menschen, die an Bahngleisen wohnen, nach einiger Zeit die Züge nicht mehr »hören«. Dem Gehirn soll durch den Rauschgenerator ein »falsches Hinhorchen« abgewöhnt und ein neues Hören antrainiert werden.

Begleitend dazu gibt es eine psychologisch ausgerichtete Beratung, bei der es sich allerdings nicht um eine Psychotherapie handelt. Vielmehr wird Manfred M. beigebracht, wie er sich von seinem Ohrgeräusch distanziert, wie er lernt, wegzuhören. Der Tinnitus soll wieder ins Unbewusste abgeschoben werden. Und gegen seine zunehmenden Angstzustände bekommt er Tabletten verschrieben.

Dem TRT zugrunde liegt die Annahme, dass Tinnitus eine Störung im Gehirn, eine neuronale Fehlschaltung ist. Die akustische Informationsverarbeitung ist gestört, so Pawel Jastreboff, der die TRT in den

1990er Jahren entwickelt hat. Seine Theorie: Was der Betroffene hört, wird nicht richtig »eingeordnet« in »wichtig« und »unwichtig«, stattdessen konzentriert sich das Gehirn auf das Störende. Zuvor hat ein lautes und unangenehmes Geräusch die feinen Haarzellen im Innenohr verletzt, und das Gehirn hat sich gemerkt, dass diese Schädigung zum Tinnitus gehört. Tritt dieses Geräusch oder die Situation erneut ein, erinnert sich das Gehirn an den Tinnitus. Jede Erinnerung und Konzentration darauf löst den Tinnitus dann besonders stark aus.

Durch TRT wird der Leib technisiert

Im Gegensatz zur Theorie der Blutarmut ist dies ein anderer Ansatz, allerdings sind die Erfolge sehr umstritten und konnten wissenschaftlich nicht nachgewiesen werden. Auch hier ist die technische Behandlung wirkungslos und für alle Beteiligten letztlich frustrierend, oft sogar traumatisch: Der Patient hat das ungute Gefühl, dass an seinem Körper mit künstlich-technischen Mitteln herumgedoktert wird, er nicht mehr Herr seines Körpers ist. Sein Leib wird technisiert. Und die Ärzte und Akustiker spüren ihre Hilflosigkeit, denn ihre Technik kann das Unbewusste, das Subjekt, den Patienten nicht erreichen. Die Ohnmacht der Medizin hingegen schlägt dann oft in Allmachtsfantasien um, und es wird munter nach neuen »Pillen gegen Tinnitus« und weiteren Verfeinerungen technischer Manipulation gesucht.

Stellen wir uns den Tinnitus einmal als Schiffssirene vor, die unablässig tutet und Alarm schlägt. Alarm bedeutet von der Wortherkunft »zu den Waffen« (it.: »all'arme«), dieses Geräusch will also etwas Wichtiges mitteilen, womöglich höchste Not signalisieren. Und was wird durch einen TRT-Noiser gemacht? An Bord des Schiffes wird einfach die Musik lauter gestellt, damit die Passagiere ungestört bleiben können. Klingt das wie eine sinnvolle Maßnahme? Wäre es nicht angebrachter, zu schauen, was die Sirene bedeutet? Tinnitus ist zwar ein Massenphänomen, wie ich versucht habe darzustellen. Aber dennoch hat jeder einzelne Betroffene seine eigene Geschichte, seine eigene Angst vor Aggression, Depression, Leere, Stille – und die durchdringt der Tinnitus wie eine Schiffssirene. Wir können lernen, hinzuhören – uns der Angst vor Stille zu stellen, nicht sie zu vermeiden!

5.3 Psychotherapeutische Ansätze

In den vergangenen 20 Jahren hat sich der Einsatz von psychotherapeutischen Methoden, vor allem in stationären Tinnitus-Kliniken, verstärkt. In Einzel- und Gruppentherapien werden die Patienten auf ein

Leben mit Tinnitus vorbereitet. Daneben werden u.a. Entspannungsverfahren wie Yoga, Progressive Muskelrelaxation nach Jacobson, Biofeedback und Autogenes Training angewendet.

Sowohl im stationären als auch im ambulanten Bereich arbeiten vor allem Verhaltenstherapeuten. Sie helfen den Tinnitus-Betroffenen, mit ihrem Geräusch besser umzugehen, und stellen Bewältigungsstrategien zur Verfügung. Der Patient soll sich angesichts der Einschränkung und der Aussichtslosigkeit auf Heilung nicht mehr in die Vereinsamung zurückziehen, sondern den Tinnitus anders bewerten und dadurch wieder mehr Kontrolle über das eigene Leben gewinnen. Problematisch bleibt, dass sich häufig andere Symptome entwickeln, da es ja nur um die Besserung des einen Symptoms ging, nicht aber um ein grundsätzliches Verständnis.

Daneben gibt es kaum andere psychotherapeutische ambulante Angebote. Tiefenpsychologische Ansätze werden bislang nur von wenigen Therapeuten angewendet, psychoanalytische Behandlungsformen kommen noch seltener vor. Dabei liegt gerade hier eine Chance zur Heilung, denn die Psychoanalyse kann im Gegensatz zur rein körperlichen Medizin und zur Verhaltenstherapie, die eher an der Oberfläche des Symptoms orientiert sind, eine Verbindung herstellen zwischen den persönlichen und zumeist im Unbewussten liegenden Ursachen und den quälenden Ohrgeräuschen.

Psychotherapie ist nicht für »Verrückte«

Oft reagieren Betroffene auf das Angebot, eine Psychotherapie zu machen, zunächst mit Ablehnung: »Ich bin doch nicht verrückt, ich hab doch tatsächlich ein Geräusch im Ohr!« Sie denken, man nehme sie nicht ernst. Doch das Gegenteil ist der Fall: Wer eine Psychotherapie oder gar eine Psychoanalyse macht, ist nicht »verrückt«, sondern geht den Ursachen seines Leidens auf den Grund und findet sich nicht einfach damit ab.

Gesellschaftlich ist der Tinnitus nicht so »anerkannt« wie rein somatische, also körperliche Krankheiten, da man ihn nicht sehen kann. Dabei muss man davon ausgehen, dass die meisten somatischen Erkrankungen auch einen psychosomatischen Anteil haben. Den Einfluss der Psyche auf Krankheiten kann jeder nachvollziehen: Wer frisch verliebt ist, dem macht ein Schnupfen nichts aus. Wer allerdings ohnehin schlecht gelaunt ist, wird sich von einer Erkältung viel eher niederwerfen lassen. Das ist die eine Seite der Psychosomatik. Die andere ist komplizierter: Viele Menschen haben im Laufe ihres Lebens ein Ohrgeräusch, manche auch länger als ein paar Monate, doch nicht alle leiden darunter. Warum wird also der eine dauerhaft von seinem Tinnitus gequält, während der andere es scheinbar erfolgreich ignorieren kann? Und warum bekommt er überhaupt Tinnitus und nicht beispielsweise eine Nierenbeckenentzündung oder Migräne? »Das schlägt mir auf den Magen« oder »Mir kocht die Galle über« sind sprichwörtliche Hinweise auf den Zusammenhang von Psyche und Körper. Bei allen Krankheiten spielt die Psyche eine große Rolle. Jeder hat seinen eigenen »Schwachpunkt« im Körper, seien es die Stirnhöhlen, die Knie oder die Ohren. Tatsächlich ist oft ein körperliches Leiden nachzuweisen, doch es wird unter Umständen ausgelöst und verstärkt durch die Psyche. Wer sich traut – denn es hat viel mit Mut zu tun, sich dem zu stellen – die wahren Ursachen in sich mithilfe eines erfahrenen Psychotherapeuten zu erforschen, hat eine gute Chance, sein Leiden zu verstehen und aufheben zu können.

Meiner Erfahrung nach ist beim Tinnitus der Zugang über die Psyche ein durchaus Erfolg versprechender Weg. Gerade wenn, wie beschrieben und von vielen von Ihnen auch persönlich erlebt, alle üblichen medizinischen und technischen Theorien und Behandlungsformen erfolglos bleiben, spricht dies für eine unbewusste Ursache des Symptoms. Diese kann man nicht mit schulmedizinischen Mitteln erreichen, denn Störungen und Konflikte, die im seelischen Erleben liegen, brauchen eine spezielle Behandlungsmethode.

Fazit: Nach den verbreiteten medizinischen Auffassungen ist Tinnitus mehr oder minder eine Funktionsstörung, die ausgeschaltet werden kann und muss. Behandelt wird dann aber die Funktion des Innenohres oder des Gehirns der Tinnitus-Patienten, der Mensch wird davon abgekoppelt. Was Sie persönlich erleiden, bleibt dann abgespalten und wird ausgespart. Wenn Ihr Erleben in der Behandlung, gleich ob medizinisch oder psychotherapeutisch, eher stört, wird dies ausgeklammert.

Weg vom Körper, hin zum Leib

Ich bin der Überzeugung, dass die Symptomatik nicht losgelöst zu betrachten ist von Ihrem persönlichen Erleben. Im Tinnitus liegt eine nicht-sprachliche Botschaft, in der biografisch bedeutsame Ereignisse und Erlebnisse wirksam sind. Der Symptomatik des Tinnitus liegt ein seelischer Konflikt zugrunde, der in der Regel unbewusst ist. Wir sollten versuchen, den Körper nicht als Kriegsschauplatz zu betrachten, auf dem die Ohrgeräusche rein somatisch mit chemisch-technischen Waffen bekämpft und niedergemacht werden müssen. Stattdessen sollten wir nachdenken über das Leibhafte – das Ohrgeräusch – und darin möglicherweise enthaltene subjektive Bedürfnisse. Mit »Leib« meine ich mehr als nur den reinen Körper. Es geht um die Seele, und das sind Ihre persönlichen Erfahrungen, die nur Sie erlebt und geprägt haben. Es ist Ihre ganz eigene Sprache, die nur Sie verstehen können. Deswegen können nur Sie genau hinhören. Denn Sie sind Ihr eigener Experte.

Wenn Sie lernen, Ihren Leib zu beachten und leibhaftig zu hören, dann können Sie Ihr Ohrgeräusch als einen persönlichen, von Mensch zu Mensch verschiedenen Ausdruck der Seele durch den Körper verstehen. Mit diesem Verständnis haben Sie die Möglichkeit, unbewusste Fantasien zu erreichen, die hinter dem Körperlichen liegen oder im Körperlichen stecken. Denn Tinnitus ist wie ein SOS-Signal, ein körpersprachlicher Ausdruck Ihrer Seele, eine Sendung, die auf einen Empfänger hofft, um entschlüsselt zu werden.

TRETEN SIE MIT SICH IN DEN DIALOG

Ich habe versucht, Sie darauf hinzuweisen, dass in vielen Behandlungsverfahren Ihre subjektiven Erlebensweisen nicht eingehen, denn Ihr Ohr als Sinnesorgan wird gar nicht erreicht. Welche Behandlung Sie persönlich weiterbringen kann, können Sie auch nur an Ihrer persönlichen Erfahrung festmachen. Es gibt nicht DIE Lösung für den Tinnitus, die Wege sind so unterschiedlich wie die Menschen, die darunter leiden.

Da ich Psychoanalytiker bin, kann ich Ihnen nur von Patienten berichten, die diese Behandlungsform gewählt haben. Einige Beispiele werde ich in **Kapitel 7** schildern. Wichtiger als diese Theorien ist jedoch, dass Sie selbst verstehen, worum es bei all dem geht: nämlich sich Ihrer selbst gewahr zu werden. Nur Sie selbst können »Ihren« Tinnitus verstehen lernen. Wie ist Ihr Geräusch, was macht es mit Ihnen? Und tiefer noch: Wie stehen Sie im Leben, und wie möchten Sie leben? Nehmen Sie Kontakt zu Ihrem Ohrgeräusch auf.

Wenn Sie den Grund Ihres Symptoms verstanden haben, wenn Sie anfangen, das, was Sie von sich selbst entfernt hat, zu ändern und sich um Ihren Leib und Ihre Seele zu kümmern (was auch immer das für Sie ganz speziell heißen mag), dann muss der Körper Sie nicht länger daran erinnern, dass Sie sich vernachlässigen, und das Symptom kann verblassen.

Hilfreich kann eine Meditation sein, um Ruhe zu bekommen, oder eine neue Erfahrung von Sinnlichkeit aufzubauen. Sie können sich zum Beispiel mit verbundenen Augen von einem vertrauten Menschen durch einen Wald führen lassen. Letztlich sind diese Mittel beliebig – wichtig ist nur, dass Sie mit sich selbst in einen Dialog kommen.

Für viele ist es an diesem Punkt hilfreich, ein Gegenüber zu haben, einen Menschen, dem sie vertrauen und der ihnen hilft, sich selbst zu spiegeln. Der eigene (Ehe-)Partner oder beste Freund ist damit allerdings oft überfordert. Professionelle Hilfe durch einen Psychotherapeuten kann positiv sein: Seine Aufgabe ist es, einfühlsam zu sein, ohne mitleiden zu müssen. Das ermöglicht einen gemeinsamen Denkprozess.

Zusammenfassung

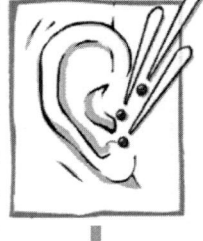

- Zahllose Untersuchungen, Medikamente und Therapien können Tinnitus-Betroffene von Arzt zu Arzt treiben, ohne eindeutigen Erfolg.

- Trotz offensichtlicher Wirkungslosigkeit betreibt die Gesundheitsindustrie eine technische Aufrüstung im Kampf gegen den Tinnitus, von der sie selbst am meisten profitiert.

- TRT-Rauschgeneratoren überdecken das Hilfesignal der Seele, der Körper wird technisiert.

- Nicht Stille vermeiden, sondern uns der Angst vor der Stille stellen: Das kann ein Weg sein.

- Verhaltenstherapien helfen, den Alltag mit Tinnitus zu bewältigen, zumeist können sie aber nur das Symptom beeinflussen. Da sie sich vor allem auf eine symptomatische Besserung richten, tauchen häufig neue Symptome auf.

- Tiefenpsychologische und psychoanalytische Therapien beschäftigen sich damit, tiefer liegende Verbindungen zwischen biografisch bedeutsamen

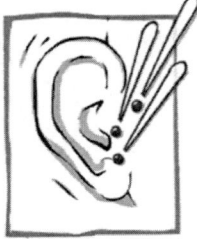

Erfahrungen und dem Erleben von Ohrgeräuschen aufzuzeigen.

> Eine Psychotherapie zu machen, bedeutet nicht, dass man verrückt ist, sondern dass man den Mut hat, die tieferen Ursachen seiner Erkrankung und ihre Bedingungen aufzuklären.

> Die Psyche spielt eine nicht zu unterschätzende Rolle bei allen Krankheiten, auch beim Tinnitus.

> Tinnitus ist ein Signal, das aus der Seele kommt. Wenn es verstanden werden kann, können Konflikte, die zur Symptombildung führen, verarbeitet werden.

> Treten Sie mit sich selbst in einen Dialog, werden Sie sich selbst gewahr, lernen Sie, was Ihr Ohrgeräusch Ihnen sagen möchte.

> Die Wege zu diesem Dialog sind vielfältig. Professionelle Unterstützung kann hilfreich sein.

6 WIE DAS UNBEWUSSTE DEN TON ANGIBT

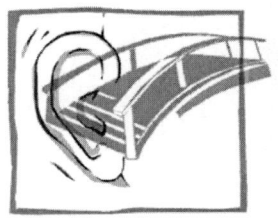

Wie wir gesehen haben, ist es schwer, an die Ursachen von Tinnitus heranzukommen. Das deutet darauf hin, dass der Grund sehr tief verdrängt ist und bereits in frühkindlicher Zeit angelegt wurde. Es ist zu vermuten, dass im Tinnitus seelische Konflikte enthalten sind, die in Ohrgeräuschen ihren Ausdruck suchen.

Tinnitus ist jedenfalls eine Form der Kommunikation, die entschlüsselt werden muss – ein körperlicher Ausdruck der Seele, und damit der Kommunikation zwischen dem kleinen Kind und seiner Mutter ähnlich, dem sogenannten primären Dialog. Und so sinnlos das Symptom zu sein scheint, so sehr kommen darin dieser primäre Dialog und damit verbundene entgleiste Prozesse zum Vorschein. Schauen wir dort genauer hin:

Der Dialog beginnt vor der Geburt

Einige Wissenschaftler gehen davon aus, dass bereits Mutter und ungeborenes Kind miteinander kommunizieren. Bereits im vierten bis fünften Schwangerschaftsmonat ist das Gehör des Föten voll ausgebildet, und er reagiert mit seinem Körper auf Stimme, Geräusche und körperliche Bewegungen, die von der Mutter ausgehen, während die Mutter ihrerseits auf die Ausdrucksformen des Kindes reagiert. Später erkennt das Neugeborene seine Mutter bereits am Klang ihrer Stimme. Dieses Wissen kann nur im Mutterleib gewonnen worden sein. Bereits vor der Geburt beginnt also die Beziehung zwischen Mutter und Kind in einem frühen (oder primären) Dialog.

Dabei ist die Art und Weise, wie die Mutter auf das ungeborene Kind reagiert, durch die gesellschaftlichen Formen geprägt, die zur Umgebung der Mutter gehören. Durch ihren Umgang mit der Schwangerschaft gehen diese Formen auf das Kind über. Deswegen ist die Schwangerschaft nicht nur eine biologische Symbiose, sondern auch eine soziale, in der sich die vorherrschende Kultur bereits vor der Geburt auf die Ich-Entwicklung des Föten auswirkt.

So gesehen, könnte auch Tinnitus ein von gesellschaftlichen Prozessen beeinflusstes Symptom sein. Warum besonders der Tinnitus zurzeit so verbreitet ist, habe ich bereits in **Kapitel 2 und 4** zu erklären versucht. Hier noch einige Überlegungen zum primären Dialog in diesem Zusammenhang.

Der körperliche »Ur-Dialog« zwischen Mutter und Kind ist der Beginn der Persönlichkeitsentwicklung des Kindes, hier liegt die Grundlage für alle emotionalen Kommunikations- und Beziehungsfähigkeiten des späteren Erwachsenen. Nach der Geburt findet dieser primäre Dialog durch lautliche Äußerungen statt, durch Lallen, Brabbeln und einen Sprechgesang, der strengen Regeln folgt, die aber weder der Mutter noch dem Kind bewusst sind. Die Laute ihres Babys sind für eine Mutter normalerweise »wie Musik«, die sie sinnlich versteht, ohne darüber nachzudenken. Sie gibt ihnen einen persönlichen Sinn. Falls sie dazu jedoch nicht in der Lage ist, weil sie zum Beispiel zu große eigene Probleme hat, entgleist dieser frühe Dialog. Dann können die Laute des Kindes nicht sinnvoll gemacht werden, die Mutter kann den Äußerungen des Kindes keine Bedeutung geben. Ähnliche Erfahrungen machen Tinnitus-Betroffene, für sie sind die Ohrgeräusche zunächst auch sinn-los.

DEM TINNITUS »SINN GEBEN«

Das frühe Ich des Föten ist noch vollständig ein körperliches Ich. Vor allem seine Sinne sind elementar für das Neugeborene, um seine Umwelt zu erfahren. Diese frühen Körpererfahrungen prägen die psychische Entwicklung des Babys. Erst später entwickelt sich aus diesem ersten sensorischen Erfahrungsraum ein Gefühl für das eigene Ich, dann erst wird es möglich, Symbole für erlebte Vorstellungen und Erfahrungen zu finden. Mit Symbol ist gemeint, dass das Kind lernt zu verallgemeinern, weg vom persönlichen Ding und hin zu einem Symbol. Ein Stofftier kann ein solches Symbol werden für die mütterliche Wärme und kann dem Kind helfen, wenn die Mutter nicht anwesend ist. Dazu später mehr.

Ich gehe davon aus, dass sich im Tinnitus unbewusste Fantasien niederschlagen, die allerdings nur über einen körperlichen Ausdruck mitgeteilt werden können. Wie in der frühen Kindheit ist eine »Mutter« nötig, die den Lautäußerungen »Sinn geben« kann. Allerdings ist die Frage, wie ein kommunikativer Zugang zu diesem körperlichen Ausdruck gefunden werden kann? Und wie kann über etwas gesprochen werden, das bereits in einem Lebensabschnitt entstand, als noch keine verbale Sprache zur Verfügung stand?

Das Ohr als Brücke ins Innen

Wenn das Kind geboren wird, ist sein Körper ein einziges ganzheitlich-sinnliches Wahrnehmungsorgan, das nur auf innere Empfindungen reagiert. Äußere Reize werden zunächst durch eine Reizschranke abgehalten. Dies ist ein Grund, weshalb Neugeborene bei größtem Lärm um sie herum schlafen können, aber aufwachen, sobald sie Hunger verspüren. Erst nach und nach lernt der Säugling, seine Umwelt wahrzunehmen. Dabei sind einige Organe besonders geeignet, zwischen Innen und Außen zu vermitteln. Auch das Ohr könnte eine solche Brücke sein. Je älter es wird, desto mehr wird das Kind lernen, die Welt unterscheidend, also diakritisch, wahrzunehmen. Doch die ganzheitlich-sinnliche Wahrnehmung, die sogenannte coenästhetische Organisation, bleibt dem Menschen erhalten. Nun vermute ich, dass dieses ganzheitlich-sinnliche Erleben über die Ästhetik auch beim Erwachsenen eine Brücke darstellen kann, die hilft, körperliche Ausdrucksformen zu verstehen und ihnen einen Sinn zu geben.

Wie wir gesehen haben, erfährt das Kind bereits vor der Geburt den Unterschied von Anwesenheit und Abwesenheit über körperliche Empfindungen, die durch die Stimme der Mutter ausgelöst werden. Nach der Geburt kann es nun auch selbst Laute produzieren und dadurch eine Nähe herstellen, indem es die Mutter durch sein Schreien »ruft«. Aus der vorsprachlichen Einseitigkeit kann nun ein Dialog werden aus Tönen, Klängen und Hören. Akustische Wahrnehmungsformen stehen also am Anfang der frühesten Beziehung zu anderen und auch zu sich selbst.

Sprechen, Hören und motorische Äußerungen

machen also schon vor der Geburt den Kontakt zwischen Mutter und Kind möglich, es entsteht ein erster auditiver Raum, in dem die beiden noch verschmolzen sind. Durch seine Bewegungen und die sinnlichen Reize dabei macht das Kind allerdings erste Vorerfahrungen, sich selbst zu erleben. Später kommt noch ein visueller Raum der Begegnung hinzu. Die primäre Beziehung meint aber immer ein körperbezogenes Erleben von Sprache, Sinnen und Bewegung. Gelingt dieser frühe Dialog, so entwickelt sich ein Zustand, der beiden, Mutter und Kind, Halt gibt. Gerade für das Kind ist dieser Halt nötig, um sich entwickeln zu können.

Wenn dieser Dialog jedoch gestört ist, wird sich beim Kind eine innere Welt aufbauen, die unzusammenhängend, chaotisch und verunsichernd bleibt. Die möglichen Folgen: Das Kind wird entweder völlig abhängig von der unvorhersehbaren mütterlichen Reaktion und klammert, oder es zieht sich aus dem Dialog zurück und bleibt emotional einsam und isoliert.

ÜBERGANGSOBJEKTE SIND NÖTIG

Zwischen dem sechsten und zwölften Monat beginnt der Säugling, sich langsam von der Mutter zu lösen, er lernt Abstand auszuhalten. Sogenannte Übergangsobjekte wie ein Teddy helfen ihm dabei.

Aber auch Laute können einen Übergangscharakter haben, denn die Mutter bzw. Teile von ihr wie ihre Stimme existieren für das Kind zugleich in der äußeren und inneren Welt. Diese Übergangsphänomene und -objekte stehen zwischen konkreter Erfahrung und emotionalem Erleben. Nur wenn sich beim Kind diese Zwischenzone entwickelt, können sich ein gesundes Ich und Kreativität ausbilden.

Erst nach und nach ist durch Verinnerlichung und Symbolbildung ein reales Übergangsobjekt nicht mehr nötig. Bei einer gestörten Entwicklung allerdings kann es geschehen, dass das Übergangsobjekt zu einem Fetisch, also einem starren Ersatzobjekt wird. Diese Entwicklung hin zum Übergangsobjekt oder zum Fetisch kann auch beim Tinnitus vorliegen. Es können sich aus dem Tinnitus schöpferische Einsichten gewinnen oder auch vermeiden lassen. Starre Verhaltensweisen werden dann zu einem Ersatz von lebendigem Erleben.

Betrachtet man die Entwicklung des Menschen von Geburt an, so dauert sie im Vergleich zu anderen Säugetieren extrem lang und ist allein dadurch sehr störungsanfällig. Jahrelang bleibt der junge Mensch abhängig von seiner Umwelt, die ihn schützt und versorgt, aber auch schädigen kann. Erst im Laufe der Jahre kann er sich aus der Symbiose mit der Mutter lösen. Diese Trennung verläuft nicht konfliktfrei. Das heranwachsende Kind ist hin- und hergerissen zwischen dem Wunsch nach Abhängigkeit und Fusion und dem Wunsch nach Selbstständigkeit und Unabhängigkeit. Das ist allerdings auch nötig, denn nur so entwickelt sich die innere Welt in einer förderlichen Weise. Im negativen Fall bleiben die Konflikte im Körper verkapselt und tauchen später – zum Beispiel als Tinnitus – wieder auf.

Wichtig für die gelungene Loslösung aus der frühen Mutter-Kind-Symbiose (auch Mutter-Kind-Dyade genannt, von griech. Dyas, »Zweiheit«) ist die Anwesenheit des Vaters. Psychoanalytische Autoren sprechen hierbei von der frühen Triangulierung (von lat. Triangulum, »Dreieck«). Das Kind lernt, es gibt auch noch einen Menschen außerhalb der Mutter, der mich halten und stützen kann. Und es lernt, eine Trennung von der Mutter ist nicht schlimm.

Der von Psychologen sogenannte Separationskonflikt dauert ein Leben lang an. Allerdings ist er in der frühen Phase der Entwicklung am wichtigsten, denn hier zeigt sich, wie die Konstitution des Ichs sein wird.

Erste ästhetische Erfahrungen

Wie wir gesehen haben, ist die emotionale Entwicklung des Kindes eng verknüpft mit sinnlichen Erfahrungen. Der Hautkontakt beim Streicheln, Füttern und Säubern, aber bereits vor der Geburt auch das Hören von Lauten der Mutter knüpfen emotionale

Bindungen im Kind durch eine im Körper verankerte Sprache. Das Kind macht dadurch erste ästhetische Erfahrungen. Dabei überschwemmen diese sinnlichen Eindrücke zunächst die kindliche Psyche, die ja noch nicht ausgereift ist. Es braucht die Mutter, um diese zu bewältigen und zu strukturieren. Die Mutter, die ja ihren Säugling kennt, kann die Sinneseindrücke »vorverdauen« und so gefiltert an ihr Kind weitergeben, damit es schrittweise lernen kann, selbst damit umzugehen. Es lernt zum Beispiel, Proto-Formen von Symbolen zu bilden für anwesende und abwesende Dinge – eine Fähigkeit, die für die eigene Selbstständigkeit extrem wichtig ist.

In der Regel erfolgt dies automatisch. Doch wenn dieser Umwandlungsprozess gestört ist, fallen die ungefilterten Sinneseindrücke auf den kindlichen Körper zurück und bleiben dort unverdaut und unverstanden gespeichert. Die Folgen können ein Ohnmachtsgefühl im Kind sein, psychosomatische Erkrankungen, Psychosen oder andere psychische Störungen. Hat die Mutter nicht die Fähigkeit der Umwandlung, so kann im schlimmsten Fall das Kind nie aus dem vorbewussten Zustand des Kleinkindes zum Leben erwachen. Und wie wir gesehen haben, ist dieser vorbewusste Zustand des Kleinkindes eng mit dem Körper verbunden. Hier wird körperlich konkret ausgedrückt, was die früh beschädigte Seele nicht anders sagen kann. Dies bricht oft hervor, wenn sich im späteren Leben Konflikte wiederholen, etwa um Unabhängigkeitsbestrebungen auf der einen und Abhängigkeitswünschen auf der anderen Seite. Oft zeigt sich dann, dass die Fähigkeit zur Symbolisierung nicht voll entwickelt werden konnte und erwachsene Menschen konkrete Zeichen, etwa Symptome benötigen, um ihr inneres Erleben zum Ausdruck zu bringen.

Wenn ein Mensch nicht weiß, wie er mit einem schwierigen Konflikt umgehen soll, dann kann es auch passieren, dass er scheinbar zurückfällt in bereits überwundene, zum Beispiel kindliche Verhaltensmuster: Er regrediert, wie Psychologen sagen. Es kann zu einer Spaltung von Körper und Seele kommen. Von der seelischen Ebene aus betrachtet ist die emotionale Abnabelung nicht gelungen.

Das Schöne ist zwiespältig

Wie beschrieben, ist die Entwicklung der menschlichen Seele nie konfliktfrei. Aber in welcher Weise spielen sich diese Konflikte und in ihrer Folge die Ausbildung von Symptomen wie Tinnitus auf einer sinnlichen Ebene, im ästhetischen Erleben ab? Ästhetisch-sinnliche Erlebensweisen erfährt bereits der Säugling, wenn er die körperliche Anwesenheit der Mutter genießt, ihren stillenden Busen, ihr Gesicht und ihre Augen betrachtet. Allerdings hat dieses Schöne auch eine schmerzhafte Seite, denn die Mutter kann sich auch zurückziehen, eine zugewandte Stimmlage verändert sich und verschwindet gar. Von daher ist das Schöne immer zwiespältig. Der damit verbundene ästhetische Konflikt prägt die psychische Entwicklung des Kindes.

Nach dieser Betrachtungsweise liegt dem Tinnitus ein ästhetisches Erleben zugrunde, und der darin enthaltene Konflikt spielt sich auf einer akustischen Ebene ab. Kann dann aber auch im Umkehrschluss ein Zugang zum Symptom über eine ästhetische Erfahrung möglich werden?

Tinnitus stellt meiner Meinung nach einen verzweifelten Versuch der Betroffenen dar, mit konflikthaften inneren Spannungen fertig zu werden. Dabei ist vor allem das frühkindliche Erleben konfliktbeladen, wenn die Ablösung von der Mutter misslingt. Dies kann zu inneren Spannungen führen, die allerdings so körperlich eingekapselt bleiben, dass kein Zugang über die verbale Sprache möglich scheint. Ich frage mich aber, ob die derart eingekapselten subjektiven Erfahrungen zugänglich werden, wenn wir akustische Ausdrucksformen als eine sinnvolle ästhetische Ebene des Erlebens betrachten. Dann würde es in einer psychoanalytischen Behandlung darum gehen, wieder über eine konkrete Körpererfahrung nachdenken und emotional erleben zu können.

Auf diesem Wege kann die ästhetische Erfahrung quasi eine Brücke zum Unbewussten sein. Ästhetik beschäftigt sich mit dem Schönen und der Kunst, sie ist Wahrnehmung in der weitesten Bedeutung – sowohl sinnliche als auch geistige, alltägliche, künstlerische oder unterschwellige Wahrnehmung. Dabei können ästhetische Erfahrungen anders herum auch sinnliche Empfindungen im Betrachter freisetzen. Ein Künstler wird inspiriert und inspiriert seinerseits. Dieser Prozess lässt sich auch auf die Psychoanalyse übertragen: Kunst und Psychoanalyse versuchen jeweils auf ihre Weise, innerseelische menschliche Konflikte zu empfinden, bewusst zu machen und aufzuklären.

Metaphern in der Kunst und im Tinnitus

Inspirationsquelle des Künstlers ist sein eigener ästhetischer Konflikt, seine Auseinandersetzung mit seinem Unbewussten, eben jener Zwiespalt, den bereits das Neugeborene erlebt, wenn es seine Mutter betrachtet: einerseits Schönheit (Befriedigung des Hungers, Lust), andererseits Schmerz (die Mutter entzieht sich dem Kind, Unlust). Diese unbewussten Vorgänge und inneren Erlebnisweisen gehen über die Auseinandersetzung des Künstlers mit sich selbst auch in sein Kunstwerk mit ein. Von daher erschließt sich Kunst nie direkt. Im konkret Abgebildeten steckt immer noch etwas anderes, was erscheint. Dieses andere, das metaphorisch verschlüsselt ist, wird am ehesten sinnlich erfahren, wenn sich der Betrachter in einen träumerischen Zustand versetzt.

Wenn nun der Tinnitus ebenfalls als ästhetische Erfahrung verstanden wird, dann findet sich in ihm auch ein metaphorischer Ausdruck von emotionalen Erlebnissen, also von Beziehungen zu sich selbst und zur Umgebung. Diesen unbewussten Ausdruck zu entschlüsseln, die ihm zugrunde liegenden unbewussten Fantasien kommunizierbar zu machen, darin kann die psychoanalytische Arbeit liegen.

Eine weitere Parallele: Ähnlich wie beim Betrachten eines Kunstwerkes geschieht auch beim Tinnitus etwas, eine ahnungsvolle Empfindung, ohne dass konkret festzustellen wäre, was gerade geschieht. Das Rauschen im Ohr ist eine sinnliche Erfahrung. Wir spüren durch das Rauschen unsere eigene Gegenwart und zugleich die Gegenwart von etwas anderem. So kann das Hinhören, beim Tinnitus wie auch in der Musik, dabei helfen, sich seiner selbst gewahr zu werden.

Leiden, das keinen Sinn macht, ist unerträglich. Ein Leiden sinnvoll zu machen, mindert es. Wie können wir aber den Sinn des Leidens entdecken, wie machen wir es sinn-voll? Zunächst indem wir es sinn-lich, also mit den Sinnen erfassbar machen. Wie kann das geschehen? Ein Beispiel sind die modernen Kunstrichtungen der 60er und 70er des 20. Jahrhunderts (John Cage, Joseph Beuys). Damals wurde Kunst zum sinnlichen Ereignis, bei dem sich die Wirkung bei der Aufführung im Protagonisten und im Zuschauer entfaltete. Man kann sagen, der Sinn entstand dadurch, dass sich die Beteiligten auf ein sinnliches Erleben einließen. Übertragen auf den Tinnitus gehe ich davon aus, dass im ästhetischen Erleben eine sinnvolle Antwort auf leidvolle Erfahrungen potenziell enthalten sein kann.

Zusammenfassung

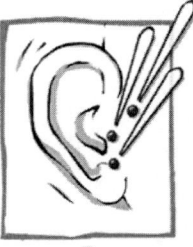

➤ Tinnitus ist eine Form der Kommunikation, die entschlüsselt werden kann, ein körperlicher Ausdruck der Seele.

➤ Bereits vor der Geburt beginnt ein früher primärer Dialog zwischen Mutter und Kind, hier liegt die Grundlage für die Persönlichkeitsentwicklung des Kindes.

➤ Die Mutter entziffert die Lautäußerungen ihres Kindes, gibt ihnen Sinn. Wenn sie dies nicht kann, entgleist der frühe Dialog. Ähnlich ergeht es dem Tinnitus-Betroffenen, sein Ohrgeräusch erscheint ihm »sinn-los«.

➤ Das Baby ist zunächst fast vollständig Körper, seelisches Erleben schlägt sich im Körper nieder. Dieses körperliche Ereignis braucht eine »Übersetzung« durch die Mutter.

➤ Wenn Tinnitus ein Ausdruck der Seele durch den Körper ist, ist auch hier eine »Übersetzung« nötig, um den Sinn zu verstehen. Allerdings ist es schwer, dieses vor-verbale Erleben in eine sprachliche Kommunikation zu überführen.

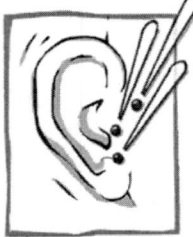

➤ Ganzheitlich-sinnliche Wahrnehmung, wie sie ein Neugeborenes erlebt, könnte eine Brücke zu diesem frühen Dialog sein.

➤ Akustische Wahrnehmung steht am Anfang der Beziehung des Kindes zu sich selbst und zu anderen. Dieses Hören wird immer auch körperlich erfahren.

➤ Die psychische Entwicklung des Kindes ist störungsanfällig, besonders wichtig ist die gesunde Loslösung aus der engen Mutter-Kind-Symbiose. Diese Loslösung verursacht einen Konflikt zwischen dem Wunsch nach Unabhängigkeit und dem nach Abhängigkeit. Für die Lösung ist die Rolle des Vaters als dritte Person entscheidend. Fehlt diese Funktion, bleibt das Kind gefangen. Die Konflikte bleiben im Körper des Kindes eingekapselt.

➤ Die Mutter hat auch die Funktion, Sinneseindrücke für das Kind vorzuverdauen; tut sie das nicht, können diese das Kind überschwemmen und sich im kindlichen Körper festsetzen.

➤ Tinnitus stellt einen Versuch dar, mit inneren Spannungen fertig zu werden.

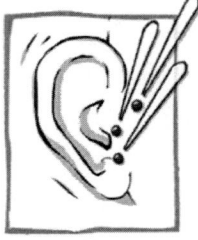

Diese können vom misslungenen Ablösungskonflikt des Kindes von der Mutter stammen, der allerdings tief im Körper eingekapselt ist. Aufgabe einer Psychoanalyse kann es sein, diesen wieder »zum Sprechen« zu bringen.

➤ Eine mögliche Brücke zum Unbewussten könnte der Zugang zu ästhetischen Erlebnissen sein, die versuchen durch sinnliche Eindrücke den leidvollen Erfahrungen einen Sinn zu geben.

7 FALLBEISPIELE ODER: SO KANN ES GEHEN ...

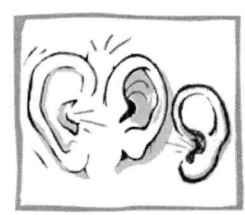

Im Folgenden möchte ich erzählen, was Patienten mit ihrem Tinnitus erlebt haben und wie es ihnen nach der Behandlung erging.

Im Mittelpunkt des Erlebens meiner Patienten stehen immer wieder Konflikte, in denen es um Ablösung, Trennung, Entwicklung und Selbstständigwerden geht. Gleichzeitig wünschen sie sich dies und fürchten sich davor. Dieser Zwiespalt beunruhigt die Betroffenen stark. Dieses Erleben wird aber nicht nur innerhalb persönlicher Bindungen angestoßen, auch gesellschaftlich-kulturelle Prozesse können solche Entwicklungen hervorrufen. Das kann krank machen. Immer dann, wenn ein solcher Konflikt nicht in Verbindung gebracht werden kann, wenn der Wunsch nach Selbstständigkeit und Freiräumen auf der einen Seite und nach Geborgenheit, Sicherheit und Abhängigkeit auf der anderen Seite nicht einigermaßen ausbalanciert werden kann, immer dann können Störungen und Symptome entstehen, etwa

Depressionen, Ängste oder auch Tinnitus als körperlicher Ausdruck dieses psychischen Konfliktes. Wer sich dies bewusst macht und versucht, die Konflikte zu verstehen, kann seine Symptomatik verändern und positiv entwickeln.

DER PROZESS HIN ZU MEHR SELBSTGEWISSHEIT

Nun hat sich aber die menschliche Umgebung durch die Modernisierung und Globalisierung sehr verändert, Produktionsprozesse sind unsichtbar geworden oder haben sich so weit vom Menschen entfernt, dass der Einzelne sie nicht bewusst wahrnehmen kann. Dies kann eine tiefe Verunsicherung und Beunruhigung auslösen. Viele empfinden eine Abhängigkeit von äußeren Abläufen und Gegebenheiten und glauben, dass sie diese nicht selbst beeinflussen können. So entsteht ein tiefes Gefühl von Abhängigkeit und Ohnmacht, verbunden mit dem Empfinden, dass eine persönliche Entwicklung eingeschränkt oder sogar verhindert wird. Denn es ist heute den meisten Menschen nicht möglich, ihre Beziehung zu ihrer Umgebung sinnlich zu begreifen und authentisch zu verstehen, was gesellschaftlich passiert.

In der kindlichen Entwicklung ist die Mutter für das Kind die Umwelt, die erfahren und begriffen werden muss. Erst dadurch wird das Kind selbstständig und kann über sich selbst verfügen. Übertragen auf die globale Entwicklung, wird der Lernprozess der Unabhängigkeit und Selbstverfügung dadurch erschwert, dass die heutige Welt so undurchschaubar geworden ist.

UNBEWUSSTE KONFLIKTE MACHEN KRANK

Um diese Erfahrungen in anschaulicher Weise darzustellen, habe ich für das folgende Kapitel Menschen ausgesucht mit unterschiedlichen Lebensaltern und Biografien, in verschiedenen Lebenssituationen. In allen Fällen scheint jedoch ein ähnlicher, tief greifender emotionaler Konflikt Ursache für die Tinnitus-Symptomatik zu sein: Die Menschen können nicht mehr über sich selbst bestimmen und haben sich stattdessen eine bestimmte Konstruktion geschaffen, die von einer tiefen inneren Beunruhigung zeugt. Dazu gleich mehr. Das geschieht unbewusst, und die Menschen reagieren mit einem Agieren, also mit Handlungen und eben auch Erkrankungen, die sie selbst kaum erklären können.

Das heißt, diese Unbewusstheit, die offenbar mit der Globalisierung zu tun hat, verstärkt sogenannte narzisstische Entwicklungen. Die betroffenen Menschen stecken in ungelösten Verstrickungen und Abhängigkeiten. Ihnen fehlt ein stabiles, selbstsicheres Ich, das sich abgrenzen und bewusst Einfluss nehmen kann auf innere und äußere Prozesse. Das lässt sich auch bei allen im Folgenden dargestellten Krankheitsverläufen beschreiben.

Tinnitus-Beschreibungen als Bilder des Unbewussten

Häufig versuchen Patienten, auftretende Symptome, eben auch den Tinnitus, durch persönliche, selbst geschaffene Konstruktionen mit Sinn zu belegen. In der Symptomatik sind daher immer unbewusste Fantasien enthalten. Offensichtlich wird dies in Gesprächen mit Betroffenen an wie nebenbei gemachten Bemerkungen. So nennt ein Patient seinen Tinnitus zum Beispiel seinen »holiday blues«, eine andere Patientin beschreibt das Geräusch mit »es piepst wie eine Heizung«. Mir kommt es so vor, als versuchten die Menschen über solche fantasievollen Konstruktionen wieder über ihr Symptom zu verfügen, Zugang zu bekommen. Die persönlichen Worte, die meine Patienten über ihre Ohrgeräusche formulieren, erscheinen mir heute wie ein bildhafter Ausdruck für die Beziehung, die der Betreffende zu seiner Symptomatik hat und sicherlich auch für ursprüngliche Beziehungen mit wichtigen Menschen. Solche verbalen Äußerungen fielen mir zwar schon früh auf, doch ich konnte lange Zeit nichts damit anfangen. Ich nahm sie als etwas konkret Gegebenes hin. Allerdings blieben mir bestimmte Formulierungen wie ein dauerhaftes

Klingeln im Ohr. Es brauchte jedoch Zeit, bis bei mir der Groschen fiel.

Heute verstehe ich, dass sich die Patienten jemanden wünschen, der hilft, die konkreten Geschehnisse um sie herum und in ihrem Inneren in ein Erleben zu verwandeln, das sie begreifen und mit einem eigenen Sinn belegen können. Sie brauchen Anregungen des Therapeuten, um im Dialog zu verstehen, dass die enge Bindung an den Tinnitus, die Fixierung darauf und die Schwierigkeit loszulassen, für bereits früh im Leben eingeprägte Beziehungen und deren Störungen stehen. So scheint in der Tinnitus-Symptomatik auch ein unbewusster Versuch enthalten, ein Symbol zu finden, um seelische Konflikte auszudrücken. In der Erkrankung liegt demnach auch die Suche nach Sinn.

Erkrankung als Sinnsuche

Das Symptom führt die Menschen in die Arztpraxen. Doch eine rein somatisch orientierte Medizin scheint damit überfordert. Ich vermute, weil hier über ein Erleben von Sinn nicht gesprochen werden kann. Wird jedoch der in der Erkrankung enthaltene tiefer liegende Konflikt nicht verstanden, bleiben Arzt und Patient an der Oberfläche des Symptoms verhaftet. Die unausweichlichen Enttäuschungen und neuen ungelösten Konflikte müssen wiederum verdrängt werden und führen häufig zu weiteren Symptomen. Mit den Patienten zu sprechen, die emotionalen Bedeutungen zu erschließen, mit ihnen zusammen daran zu arbeiten, wie sie wieder über sich selbst verfügen können, das ist mein Weg.

Die dargestellten Krankengeschichten werden der Ihren vielleicht in vielen Teilen ähneln, möglicherweise fühlen Sie sich auch an Ihre eigene Biografie erinnert. Die Namen habe ich selbstverständlich geändert und Details verfremdet. Ich habe diese Beispiele so ausgewählt, dass sich hoffentlich jeder Betroffene ein wenig darin wiederfinden kann. Dabei habe ich die Erzählungen meiner Patienten absichtlich sehr verkürzt. Kursiv dazu gestellt habe ich meine eigenen therapeutischen Überlegungen. Bewusst soll aber nicht alles ausformuliert werden, vieles soll offen bleiben, um Ihnen zu ermöglichen, sich eigene Gedanken zu machen, wie die Betroffenen an diesen oder jenen Punkt gekommen sind. Es soll Sie anregen, darüber nachzudenken, was der Tinnitus mit Ihrem Leben zu tun hat – und was er Ihnen sagen will.

Nele B. (15 Jahre, Schülerin)
Auch Jugendliche können Tinnitus bekommen. In dieser Phase der Entwicklung, der Adoleszenz, hat die Symptomatik noch eine andere Bedeutung als bei Erwachsenen; sie kann auch Ausdruck von Entwicklungsprozessen oder einer besonders heftigen Entwicklungskrise sein.

Die Schülerin hat seit drei Monaten Tinnitus, als ihre HNO-Ärztin sie zu mir schickt. Zuvor war sie bereits beim Internisten und beim Heilpraktiker. Sie berichtet: »Mein Tinnitus klingt wie eine kaputte Ampel oder wie ein Stromkasten, so surrend, ganz extrem.« *Die Patientin sucht die Hilfe von Dritten, um sich aus der engen Beziehung im Elternhaus zu lösen. Dadurch läuft sie Gefahr, in die Kontrolle des Arztes zu geraten, so wie sie bereits unter der Kontrolle ihrer Mutter ist.*

Ohrgeräusche sind in ihrer Familie bekannt, ihr drei Jahre älterer Bruder leidet auch darunter – so sehr, dass er kaum noch ausgeht. Auch Nele B. ist von ihrer Ärztin geraten worden, wegen ihres Tinnitus nicht mehr auf Partys zu gehen. Sie ist entsetzt: »Das kann man einer 15-Jährigen doch nicht sagen!« Wenn sie sich aufregt, wird sie schnell laut, aber ihr Vater und ihr Bruder sagen dann, sie solle leiser sein – Streit ist nicht erlaubt. Ihr Tinnitus wird lauter, wenn sie laut wird. Aggression und Ärger dürfen aber nicht sein. »In meiner Familie ist alles perfekt, aber ich verstehe meinen Tinnitus nicht.« *Die Patientin fühlt einen massiven inneren Konflikt zwischen dem Wunsch, unabhängig zu werden, und dem gleichzeitigen unbewussten Wunsch, abhängig zu bleiben. Sie will ihre Autonomie herausschreien, aber aggressive Gefühlsausdrücke sind in der Familie verpönt. Wohl deswegen wird der Tinnitus lauter – leibhaftiger Ausdruck ihrer Aggression, die keinen emotionalen Ausdruck findet.*

Vom Vater fühlt sie sich unverstanden, er erlaube ihr nichts. »Ich stoße auf taube Ohren, wenn ich etwas will.« Er habe immer Angst, dass ihr etwas passiere, dass sie Drogen nehme, vergewaltigt werde oder nicht wiederkäme, dabei sei das lächerlich. Nur mit ihrer Mutter habe sie ein entspanntes Verhältnis. Nach der ersten Stunde ruft die Mutter allerdings bei mir an, die Tochter habe sich so aufgeregt, ob sie nicht besser die Therapie abbrechen sollte. »Wo bin ich denn da?«, fragt Nele B. mich hinterher wütend.

Nele B. hat zeitgleich zwei Freunde, einen für die Sicherheit und Versorgung, den anderen für die Leidenschaft. Daneben himmelt sie weitere Jungen an. Sie hat Angst, sich auf eine Beziehung festzulegen und Verantwortung zu übernehmen.

Mein Eindruck ist, dass die Fixierung auf die Eltern ihre sexuelle Entwicklung stört. Sie hat zwar ein wenig Distanz zu ihren Eltern gefunden, aber sie kommt aus der engen dyadischen Mutterbindung nicht heraus. Sie kann nicht selbst über ihre sexuellen Empfindungen verfügen, ihre Eltern bestimmen über ihren Körper (»sei leise«). Dennoch versucht sie, den Verkehr, also ihre Beziehungen, durch die »Ampel«, wie sie es formuliert, selbst zu regeln. Man könnte die Worte der Patientin auch doppeldeutig nehmen. Die Ampel ist gestört, ihre Beziehungen zum anderen Geschlecht ebenfalls. Es scheint, als hätten die akustischen Erlebnisse für sie auch eine sexuelle Bedeutung bekommen. Zugleich kann sie eine gewisse

Manipulation und Unterdrückung, die sie vonseiten der Erwachsenen erlebt, sozusagen umkehren. Über das Ohr versucht sie, äußere Autoritäten unter ihre Kontrolle zu bringen und selbst Einfluss auf ihre Eltern zu nehmen.

Im Hintergrund der Therapie geht es um die Entscheidung, ob sie einen einjährigen Schüleraustausch macht oder nicht. Die bevorstehende Trennung macht Nele B. Angst, sie hat starke Schuldgefühle, ihre Eltern zu verlassen. Ihre Ohrgeräusche werden besser, als ihr klar wird, dass sie tatsächlich ins Ausland gehen will, und dass ihre Schwierigkeiten normal sind und sie nicht verrückt ist. Auch ihr Aussehen ändert sich im Verlauf der Therapie: von der starren hochtoupierten Frisur hin zum lustvolleren Girlie-Outfit. Ihr Ohrgeräusch ist oft wochenlang verschwunden, »nur wenn ich an ihn denke, kommt er wieder«. Unmittelbar vor dem Beginn des Auslandsjahres bricht sie die Therapie ab.

Die Patientin hat Angst vor der Selbstständigkeit, aber auch vor der Abhängigkeit. Eine Zeit lang braucht sie den Tinnitus, um sich selbstständig zu machen, ein Übergangsphänomen. Sie fixiert sich auf den Körper und braucht ihn in dieser Zeit heftiger seelischer und körperlicher Veränderungen. Durch die Flucht in ihren Körper versucht sie, ihren Eltern zu entkommen. Bei Heranwachsenden ist die körperliche Triangulierung, also die Benutzung des Körpers als »rettenden Dritten« aus der engen Mutter-Kind-

Beziehung heraus, durchaus normal und nicht weiter besorgniserregend. Jugendliche greifen häufig auf Übergangsobjekte zurück, um ihre labile Identität zu verstärken. Der Therapieabbruch stellt insofern eine Stärke von ihr dar: Sie trennt sich sowohl von den Eltern als auch vom Therapeuten. Sie hat sich selbstständig gemacht.

Fatma U. (19 Jahre, Schülerin)
Der folgende Fall gibt einen Hinweis darauf, dass das Symptom Tinnitus auch einen kulturellen Hintergrund hat, möglicherweise eine kulturell verursachte Symptomatik ist. Dass die Bedeutung der weltweiten Ausbreitung auch mit Globalisierungsprozessen einhergehen könnte, wurde mir hier besonders deutlich. Im Grunde geht es jedem Menschen, was die Undurchschaubarkeit der Umwelt angeht, so wie der jungen Patientin und ihren Eltern: Früher lebten wir in überschaubaren Zusammenhängen, aber jetzt ist die Entwicklung nicht mehr verstehbar.

Die junge Frau hat seit einem Jahr Tinnitus. Sie erzählt, dass es sich für sie anfühlt, »als ob es in beiden Ohren trommelt, oder auch als ob ein kleines Baby weint«. Hausarzt, Zahnarzt, Neurologe, Orthopäde und HNO-Arzt konnten nicht helfen. Die Ohrgeräusche begleiten sie permanent, seit sie als Kurdin mit ihrem 18. Geburtstag von der Abschiebung bedroht ist. Zuvor war sie geduldete Asylbewerberin, doch mit der Volljährigkeit will die Ausländerbehörde sie als Einzige in ihrer Familie in die Türkei zurückschicken. Sie hat Angst verrückt zu werden und denkt an Selbstmord.

Sie ist in Deutschland zur Schule gegangen und will Kinderpflegerin werden, träumt von einem späteren Studium. Sie lebt mit ihren drei Geschwistern in einem Zimmer. Der Vater hat die Mutter geheiratet, nachdem er mit ihrer Schwester bis zu deren Tod verheiratet war und bereits vier Kinder hatte. Die Mutter übernimmt also den Platz der verstorbenen Schwester. Ähnlich geht es Fatma U.: Nachdem die erstgeborene Schwester noch als Säugling stirbt, bekommt Fatma deren Namen und Geburtsdatum. Es scheint, dass es in dieser Familie egal ist, wer jemand ist, alle sind austauschbar. Die junge Frau hat keinen eigenen Platz, an dem sie sein darf. Stattdessen managt sie noch das Leben der Eltern, wenn diese aufgrund von Sprachschwierigkeiten Probleme mit den Ämtern haben.

Auch diese Patientin hat Eltern, die ihrem Kind ihre Vorstellungen aufdrängen. Die Eltern bestimmen, was die Bedürfnisse der Tochter zu sein haben, statt angemessen auf die Bedürfnisse der Tochter reagieren zu können. Der Wechsel der Kulturen verursacht Löcher und Risse im Inneren, die die Eltern nicht kitten können. Sie können kein Mitgefühl geben, keinen Halt vermitteln. Im Gegenteil: Von der Tochter wird erwartet, dass sie die Familie zusammenhält und deren Schwierigkeiten bewältigt. Die Eltern funkti-

onalisieren die Tochter als Ausdruck ihrer eigenen Entwurzelung und Hilflosigkeit. So stützen sich die Eltern auf ihr Kind. Sie soll alles erklären, was die Eltern selbst nicht begreifen. Dadurch muss sich die Patientin in Besitz genommen fühlen. Sie kann kein eigenes Selbst entwickeln.

Im Laufe der Therapie versteht sie, dass ihr Tinnitus damit zusammenhängt, dass sie kein weibliches Selbstbewusstsein ausbilden konnte. Ihr war es bisher überhaupt nicht bewusst, dass es so etwas wie einen eigenen Ort im Inneren gibt. Wenn ihr Ton im Ohr anschwillt, dann ist es so, als ob sie selbst anschwellen und groß werden möchte.

Im weiteren Verlauf kann sich Fatma U. innerlich und äußerlich besser von ihren Eltern lösen. Diese treten in den Hintergrund. Sie selbst entdeckt vielfältige eigene Möglichkeiten: Sie schließt ihre Berufsausbildung ab, zieht von zu Hause aus und gibt ihrem Ehemann den Laufpass, als ihr klar wird, dass der sich ihr gegenüber ebenso besitzergreifend verhält wie die Eltern.

Marianne H. (53 Jahre, arbeitslos)
Die zerbrechlich wirkende Frau hatte bereits als Kind immer wieder Mittelohrentzündungen. »Auf allen Kindheitsfotos sieht man mich mit Mütze auf dem Kopf oder Watte im Ohr. Mit den Ohren hatte ich es schon immer.« Vor allem wenn sie keine Zuwendung erhielt in ihrem strengen Elternhaus, flüchtete

sie sich in Krankheiten. *Sie hat offensichtlich nicht gelernt, ihre Emotionen anders, auf eine reifere Weise auszudrücken. Stattdessen schreit sie sozusagen immer noch wie ein Kind bei der Mutter. Diese enge Mutter-Kind-Bindung, Psychologen sprechen von Mutter-Kind-Dyade, konnte sie vielleicht nicht lösen. Ich frage mich, was mit ihrer Mutter los war, warum sie nicht die Zuwendung und das Mitgefühl geben konnte, die ein Kind dringend braucht, um zu lernen, eigene Emotionen zu überdenken und verbal auszudrücken. Stattdessen wird in diesem Fall das Ohr als Ersatz für das mütterliche Objekt.*

Sie erinnert sich, dass ihre Mutter ihr als Kind oft drohte: »Wer nicht hören will, muss fühlen. So als ob fühlen etwas Schlechtes sei.« Und wenn sie nicht parierte, schlug der Vater sie mit dem Teppichklopfer. *Auch der Vater ist autoritär und besitzergreifend, auch er ist nicht in der Lage, das Kind zu stützen, Mitgefühl zu zeigen. Das Kind hat in der engen Beziehung mit der Mutter keinen rettenden Dritten im Vater gefunden, die sogenannte Triangulierung hat nicht funktioniert. Das Mädchen flieht in den eigenen Körper, um sich so von Mutter und Vater zu lösen. Dabei bleibt sie aber immer noch in der dyadischen Bindung zur Mutter stecken und überträgt diese auf Beziehungen zum eigenen Körper.*

Das erste Mal bekommt sie Tinnitus in einer Situation, als sie sich in einen alten Freund verliebt, aber noch in ihrer schon gescheiterten Ehe steckt. *Auch hier gelingt die Trennung nicht so, wie sie gelingen sollte, auch in diesem Fall reagiert die Patientin durch Flucht in den Körper, in der Hoffnung, Selbstgewissheit zu finden:* »Ich habe mir meine Liebesgefühle verboten. Da kam der Tinnitus.« Das Geräusch beschreibt sie als laut, dominant und sirrend, »wie unter Strom«.

Als ihr Ehemann sie eines Tages damit konfrontiert, dass er für ihre materielle Versorgung nicht weiter einstehen will, beobachtet sie, dass sie links nichts mehr hört. »Als wollte ich einfach nichts mehr hören.« *Auch hier erneut die Flucht in den Körper, um den Beziehungskonflikten auszuweichen.*

Zwei Wochen später sucht sie einen HNO-Arzt auf mit der Angst, einen Hörsturz zu haben. Der testet ihre Hörfähigkeit und kann ihr bescheinigen, dass organisch alles in Ordnung sei. Dann fragt er sie, ob sie momentan Stress habe. Als sie bejaht, nickt er: »Wenn Sie den reduzieren, wird der Tinnitus auch weniger.« *Die Patientin sucht für den Konflikt, den sie spürt, im Arzt den rettenden Dritten, der ihr helfen soll, eine verstehende Distanz zum Symptom zu finden. Doch als diese Hoffnung scheitert, erlebt sie den behandelnden Arzt gleichermaßen besitzergreifend wie zuvor die Eltern.*

Immer wenn Entwicklungen und Veränderungen in ihrem Leben anstehen und wenn es um ein sexuelles Erleben geht, kommen bei Marianne H. die Ohrgeräusche. Sie wuchs auf in einer prüden Familie, verheiratete sich mit 19 und bekam mit 20 ein Kind. Sie ist Mitte 40, als sie sich von ihrem Mann trennt und in der Folge das erste Mal die Erfahrung macht, ihren eigenen Körper und ihre eigene Sinnlichkeit bewusst zu erleben. »Erst dachte ich, der Tinnitus sei nun eine Strafe für die Selbstbefriedigung, dass ich gewagt hatte, mich selbstständig zu machen. Aber ich merke auch, wenn ich bei meinen Ohrgeräuschen bin, ist es wie ein Festhaltenwollen an einem schönen Moment, der eben noch war.« *Die Patientin verschafft sich eigene Empfindungen, ein Versuch, sich aus Fixierungen auf die Mutter herauszulösen. Das gestatten die Eltern, sinnbildlich gesprochen: der Tinnitus, aber nicht. Die Fixierung auf die Mutter schlägt um in eine Fixierung auf den Körper.*

Im Folgenden wird ihr bewusst, dass es Gefühle sind, von denen sie sich überwältigt fühlt und vor denen sie in ihren Körper flieht. Ihre Ohrgeräusche erlebt sie wie eine Art Schutz vor ihrer Gefühlswelt.

Sie hat für sich ein gutes Mittel gefunden, diese Abwehr auch wieder rückgängig zu machen: »Wenn mich der Tinnitus ganz einnimmt und ich diese Spannung spüre, versuche ich sie zu verwandeln. Ich denke dann an etwas ganz Trauriges, und wenn ich weine, dann ist es, als ob mit den Tränen auch der Tinnitus rauskommt.«

Im Laufe der Therapie kann sie den Tinnitus immer mehr als einen Teil von sich anerkennen. »Wenn ich merke, er kommt, dann spreche ich mit ihm: Na, da bist du ja wieder! Und ich kann beobachten: Er geht auch wieder.« Sie kann den Tinnitus einordnen und kann wieder über sich selbst verfügen, dadurch verliert die Symptomatik ihre belastende und bedrohliche Bedeutung. *Die Patientin ist auf dem Weg, sich aus der engen dyadischen Fixierung auf die Mutter zu lösen, sie kommt vom konkreten Körper weg zum emotionalen Körper, und sie kann in Sprache fassen, was in ihr geschieht. Sie ist auf dem Weg, die Enge einer Zweierbeziehung zu verlassen, sich zu lösen von der engen Umklammerung durch die reale und verinnerlichte Mutter.*

Thorsten M. (24 Jahre, Student)
Seit dem 17. Lebensjahr leidet der Lehramtsstudent unter starkem beidseitigem Tinnitus. Im Laufe der Jahre hat er einen praktischen Arzt, einen Neurologen, HNO-Ärzte und Internisten aufgesucht, war aufgrund von drei Hörstürzen jeweils wochenlang stationär in HNO-Kliniken, bekam Infusionen und Stellatum-Blockaden verordnet. Thorsten M. nennt sein Ohrgeräusch das »heilige Ding«, vermutlich hat er in seinem Inneren die Bedeutung von einem Fetisch erlangt. *Indem er sich dem Hören hinwendet, kann er sich ablenken und beruhigen, wenn er psychisch instabil ist und sich panisch erlebt. Auch dieser Patient flieht in ein körperliches Geschehen, wenn seelische Erlebnisse nicht aushaltbar sind.*

Beim zweiten Hörsturz muss er sogar in einer dramatischen Aktion per Hubschrauber von einer Nordseeinsel geholt werden. Er hat sich dort in eine Frau verliebt, die jedoch bereits in einer Beziehung lebt. Seine Ärzte haben ihm nach dem dritten Klinikaufenthalt geraten, sich – mit Mitte 20! – frühverrenten zu lassen, er sei ein hoffnungsloser Fall. Als er in die Behandlung kommt, erlebt er sich als hoffnungslos und verzweifelt.

Thorsten M. konsumiert viel Haschisch, er kann seine Aggressionen nicht bewältigen und hatte noch keine längere Beziehung. *Sein ausgeprägter Haschischkonsum deutet für mich ebenfalls darauf hin, dass er im Körperlichen stecken geblieben ist. Wenn er sich verlassen fühlt, sucht er auf dieser Ebene Verstärkung. Möchte er bemuttert werden, sucht er Hilfe, indem er seinen Körper sprechen lässt. Seine Beziehungsstörung bemerke ich in der Therapie daran, dass er die Sitzungen unbedingt will und zugleich keine Zeit hat.*

Neben dem Tinnitus hat Thorsten M. Bluthochdruck und wird medikamentös versorgt. *Auch hier ist zu erkennen, dass der Patient bei emotionalen Störungen und beunruhigenden seelischen Konflikten in seinem Körper Zuflucht sucht. Er wehrt ab und gleichzeitig sucht er Sicherheit.*

Seine Eltern haben eine sehr enge Beziehung, »da passt nichts dazwischen«, wie er es formuliert. Bis zur Pubertät schlief Thorsten M. noch im Bett seiner

Eltern. Sich und seine jüngere Schwester bezeichnet er als »den Sinn der Eltern«. Einen eigenen inneren Raum hat er nicht, wohl deswegen fühlt er sich sehr einsam. Dass er nicht mit sich im Reinen ist, wird in den Stunden spürbar, wenn er nicht das zu fühlen und zu hören scheint, was er sagt: Es kommt vor, dass er etwas Trauriges erzählt und dabei lacht. Er spricht viel darüber, dass Beziehung für ihn »gefressen« oder »total geliebt und damit übersehen werden« bedeutet. *Dieses Erleben des Patienten verstehe ich so, dass er nicht selbstständig werden kann, dass er im engen Erleben einer Zweierbeziehung mit seiner Mutter gefangen geblieben ist.* Es erleichtert ihn, als er in der Behandlung versteht, dass die Symptome mit seiner gleichzeitigen Angst vor Nähe und Getrenntsein zu tun haben. Ihm wird zunehmend bewusst: Wenn er seine Aggressionen in der Symptomatik Tinnitus (und Bluthochdruck) auch gegen sich selbst wendet, steckt darin eine schmerzhafte Selbstvergewisserung.

In den folgenden sieben Jahren Therapie geht es vor allem um den Knackpunkt, wie der Tinnitus mit seiner Angst vor Nähe und seiner Frage nach Identität zusammenhängt. So bekommt Thorsten M. mit der Zeit mehr Zugang zu sich selbst und zu seinem Erleben. Als er die Therapie auf eigenen Wunsch beendet, muss er sich nicht frühverrenten lassen, sondern kann sein Studium erfolgreich abschließen, er hat eine Freundin und einen Kinderwunsch, er hat keine Hörstürze mehr oder Bluthochdruck, und der Tinnitus kehrt nur noch ab und zu als Signal bei Überforderung zurück. Zum Abschluss sagt er: »Früher ging meine ganze Energie in inneren Katastrophen drauf, jetzt hab ich den Tinnitus losgelassen, er nimmt keinen Raum mehr ein. Heute kann ich die Energie meiner Schüler wahrnehmen.« *Das Verhaftetsein in einer geschlossenen Zweierbeziehung kann er loslassen, er kann mehr bei sich selbst bleiben trotz Beziehung.*

Monika S. (47 Jahre, Handwerkerin)
Die Mutter zweier Töchter hat viele Arztbesuche und Klinikaufenthalte hinter sich, als sie zu mir in die Praxis kommt: Praktischer Arzt, Orthopäde, Zahnarzt, Frauenarzt, HNO-Arzt, zwei stationäre psychosomatische Kuren – »Tinnitus ohne Ende«, dazu zwei Hörstürze, Heulkrämpfe, Migräne, Schwindel. »Ein HNO-Arzt wollte mich sogar in die Psychiatrie schicken!« Sie erlebt eine massive Enttäuschung darüber, dass alle medizinischen Behandlungsversuche gescheitert sind. Auf Empfehlung einer Psychologin ihrer Krankenkasse kommt sie zu mir. Den Tinnitus beschreibt sie »wie wenn man auf einer Orgel sämtliche Töne drückt und immer wieder durchschleift« oder auch »wie ein Nebelhorn, wie wenn man in eine leere Flasche bläst«. Sie hat Angst, dass ihre Ohrgeräusche sie »wahnsinnig machen«. *Diese Ausdrucksweisen der Patientin scheinen mir den Wunsch auszudrücken, über einen persönlich*

erlebten Körper verfügen zu können, eben nicht »wie eine leere Flasche« zu sein. Dieser Wunsch ist jedoch für die Patientin selbst unbewusst, und ich fasse ihn für sie in einer Art und Weise in Worte, die sie selbst verstehen und aufgreifen kann. Ein seelischer Verdauungsprozess, der speziell an die psychotherapeutische Arbeit gebunden ist.

In den Therapiestunden beschreibt die Patientin ein Erleben, das sie ihren »Zusammenbruch« nennt. Ohnmächtig und wie zerstört hat sie sich gefühlt, als ihre Schwiegereltern, die sie gepflegt hat, sterben. *Das Gefühl, nun selbst nichts zu tun zu haben, erlebt sie als Entfremdung von ihrem Körper, als sei dieser nicht mehr ihr Besitz und sie nun selbst ein Pflegefall.* Es kommen weitere Belastungen hinzu, unter anderem gerät die Familie in eine finanzielle Krise, zudem sei ihre Ehe »seit langem kaputt«. Dies alles erschüttert sie, ihr fehlt ein Empfinden von innerer und äußerer Geborgenheit.

Eine Auffälligkeit prägt die Behandlung von Anfang an: Monika S. kann nicht länger als eine Minute sitzen, dann springt sie auf und wandert durch den Raum. *Ruhe hält sie scheinbar nicht aus, ohne Aktion findet sie keinen Bezug zu sich und ihrem Körper. Nur durch ständige Bewegung scheint sie sich lebendig zu halten. Immobil sein erscheint ihr daher, als ob ihr inneres Leben abstirbt.* Sie selbst formuliert: »Ich hasse Stille, denn dann kommt die Traurigkeit, und ich weine stundenlang.« Sich selbst beschreibt sie als »gefühlskalt«, einmal sagt sie unter Tränen: »Ich möchte wissen, wie das ist, was man fühlt, wenn man richtig da ist.«

In ihrem Elternhaus hat sie als Person keine Anerkennung bekommen: Vom Vater bekam sie im Auftrag der Mutter regelmäßig Schläge. Ihre Mutter sagte häufig: »Ein Baby darf gar nicht wissen, dass es auf der Welt ist.« Anstelle von Gehaltensein und liebevoller Resonanz erfuhr Monika S. Ablehnung und Kälte.

Es dauert Jahre, bis die Angst vor der Immobilität nachgelassen hat. Dann erlebt sie eine tiefe Trauer. Anfangs kämpft sie noch dagegen an: »Ich will mich nicht in die Depression hineinsteigern, das wäre verlorene Zeit.« Dann aber vermag sie ihre Empfindungen immer mehr zuzulassen. *Im Verlauf der Behandlung wird ihr immer bewusster, dass ihre Traurigkeit zu tun hat mit der besitzergreifenden Art der Mutter und deren Zugriff auf den Körper und das Selbstgefühl der Tochter. Die Trauer ist Ausdruck ihres eigenen Inneren. Als ihr das klar wird, tritt die Kolonisation ihres Selbst durch die Mutter in den Hintergrund. Das Ohrgeräusch bleibt weg. Manchmal kehrt es in den Therapiestunden zurück, dann weint sie.*

Als die Behandlung nach fünf Jahren zu Ende geht, hat Monika S. den Eindruck, dass der Tinnitus und ihre Beschäftigung damit ihr ein Empfinden von Selbstgewissheit bewusst machen konnte. »Jetzt denke ich mehr darüber nach, was ich mag und will.

Bei mir ist die eigene Persönlichkeit verloren gegangen, ich war ein Nichts, und durch die Therapie, also eigentlich auch durch den Tinnitus bin ich selbstbewusster geworden.« *Der Patientin ist es möglich geworden, über ihren Körper zu verfügen. Seither ist ihr Selbsterleben vollständiger: Ihr Selbst hat einen Körper, sie ist nicht mehr ein Körper ohne Selbst.*

Jessica N. (36 Jahre, selbstständig)
Über diese Krankengeschichte berichte ich, um zu verdeutlichen, dass auch eine aus einem Gewalterlebnis resultierende schwere Traumatisierung zum Tinnitus führen kann. So wiederholt sich auf körperlicher Ebene ein seelischer Schmerz. Gegenüber dem Gewaltereignis erlebt sich die Patientin als hilflos und ohnmächtig, ein Empfinden, das sie auch gegenüber der Tinnitus-Symptomatik hat.

Heftige Ohrgeräusche und zunächst unerklärliche Ohnmachtsanfälle stehen wohl in Verbindung mit einer traumatischen Erfahrung, ohne dass dies am Anfang der Behandlung verstanden werden konnte. Sie hat mehrere stationäre Krankenhausaufenthalte hinter sich. Einmal wurde ärztlicherseits der Verdacht auf einen Schlaganfall geäußert. Ihre Worte, der Tinnitus »piepst wie eine Heizung«, vor allem nachts und in Ruhephasen, verbunden mit Panikattacken, habe ich zunächst nur als konkrete Äußerung verstanden. Die selbstständige Physiotherapeutin arbeitete 15 Stunden täglich. Ein HNO-Arzt warnt sie, Tinnitus sei zum Beispiel auch ein Warnsignal vor dem Herzinfarkt, sie selbst denkt, sie hätte »seelisch bedingten Krebs«. Sie kommt, weil sie den Wunsch hat, ihre Arbeit zu reduzieren, und ihr dies ohne äußere Hilfe nicht möglich erscheint.

Im Verlauf der Gespräche wird deutlich, dass ihr Vater im Alter von 37 Jahren bei einem räuberischen Überfall ermordet wurde. Das war im November, und seit vier oder fünf Jahren leidet sie immer im November unter Angstzuständen, Tinnitus und Ohnmachtsanfällen. In die Behandlung kommt sie in dem Lebensjahr, in dem ihr Vater verstarb. Schnell wird deutlich, dass sie den Vater sinnbildlich gesprochen nicht begraben konnte, dass das traumatische Erlebnis in ihr weiterlebt.

Jessica N. erzählt, dass sie in den ersten Lebensjahren ein sogenanntes Schreikind war. Auch das Sprechen, die frühe Selbstständigkeitsentwicklung, fand erst sehr spät statt. Inzwischen hat sie nach einer Fehlgeburt selbst ein Kind bekommen, das bis heute übermäßig viel schreit. Das versteht sie nun als Angst vor dem Alleinsein. Und indem sie über ihre Beziehung zu ihrem Kind nachdenkt, wird ihr klar, dass sie selbst früher in der Weise alleingelassen wurde, dass niemand mit ihr über ihre Gefühle gesprochen hat. Über das innere Erleben wurde in ihrem Elternhaus geschwiegen.

Daher ist zu vermuten, dass das Trauma durch den Tod des Vaters sie unbewusst an ein anderes Trauma erinnert: das Verlassenwerden durch eine emotional nicht anwesende mütterliche Umgebung. Das Sterben des Vaters erinnert sie an ein eigenes inneres Abgestorbensein. Deswegen ist sie immer in Aktion, arbeitet so viel. Stille bedeutet Abwesenheit, Angst, dass frühe traumatische Erfahrungen wiederkommen.

Wenn sie in der Therapie über ihr Erleben sprechen kann, mildert sich die Symptomatik. Allerdings treten auch nicht verarbeitete Verluste und Trennungen und Angst vor deren Wiederholung ein und bewirken, dass sie die Therapie an einer Stelle abbricht, an der sich andeutet, dass der Therapeut für eine verlässliche Beziehung steht, die zu einem wichtigen Teil in ihrem Leben werden könnte. Möglicherweise hat sie den Eindruck, dass es besser ist, zu verlassen als verlassen zu werden. Jedenfalls verhindert sie so ein Erleben von Ohnmacht.

Frank S. (35 Jahre, Pilot)
Der Flugzeugpilot leidet seit 14 Jahren an Tinnitus, Bulimie und Durchfall. Außerdem hat er immer wieder Ängste vor inneren und äußeren Katastrophen, »Angst, dass alles zerbricht«. Er kollabiert, als er durch eine Fehlleistung beim Landeanflug fast einen schweren Unfall verursacht. Er hat Angst, dass sich ein Versagen wiederholt, Angst, dass er seinen Job verliert. Wenn er fliegt, geht es ihm gut, dann hat er auch keine körperlichen Beschwerden, aber wenn er Urlaub hat, kommt der »holiday blues«, wie er es formuliert.

Der kräftig wirkende Mann wuchs bei seiner Groß-
mutter auf, war oft allein und wurde in der Schule viel
gehänselt, weil er zu dick war. Wenn es ihm deshalb
schlecht ging, glaubte ihm sein Vater nicht und schlug
ihn. In der Therapie sagt er, sein Vater sei ein »Schlapp-
schwanz und Beamtentyp«, der noch heute den Beruf
seines Sohnes abwertet. Seine Mutter dagegen brüste
sich mit »ihrem Piloten, ist geld- und titelorientiert«.
Ansonsten kritisiert sie ihn ebenfalls sehr und mischt
sich immer noch in sein Leben ein, vor allem was seine
Freundin betrifft. Sie sei nicht gut genug für ihn, so die
Mutter, er solle sich doch lieber noch amüsieren. Als
die Mutter seine zukünftige Frau bei der Hochzeitsfeier
als »unfähig und hässlich« beschimpft, kann er nichts
entgegnen, aber sein Tinnitus schwillt an »wie die
Faust, die ich eigentlich der Mutter zeigen wollte«. Er
weiß nicht, wohin mit dem Hass.

Pilot ist er geworden durch seinen Fleiß und sein
Durchsetzungsvermögen, aber auch durch einen Be-
trug: Aufgrund einer leichten Farbsehschwäche hätte
er eigentlich nicht fliegen dürfen. Nun hat er bei jeder
ärztlichen Untersuchung Angst, dass er auffliegt.
Seine Berufswahl ist ohnehin zwiespältig: Einerseits
fühlt er sich wohl, wenn er fliegt, »dann ist alles, wie
es sein soll«, andererseits ist er nur aufgrund seiner
Mutter Pilot geworden, die Uniformen so toll findet.
»Ich hasse diese affige Uniform, und meine Mutter
ist trotzdem immer noch so bissig und aggressiv wie
eh und je.«

Ihm fällt auf, dass sich Frauen immer in ihn verlieben, er sich aber nicht in sie. Auch bei seiner festen Freundin, die er während der Therapie heiratet, sei das so. Kurz zuvor hatte seine Freundin eine Fehlgeburt erlitten. Während eines Fluges hatte er bei der Erinnerung an das »verlorene ungeborene Schmetterlingskind« den Beinahe-Unfall, er hatte fast die Kontrolle über die Maschine verloren.

Anfangs wirkt er in den Sitzungen physisch und psychisch erschöpft und zutiefst verunsichert. Wenn er von seinen Eltern berichtet, ist die Aggression in seiner Stimme zu spüren, dennoch scheint er von seiner Mutter nicht wegzukommen: »Ein Teil von mir hängt an ihr wie ein Gummiband.« *Die extrem klammernde Mutter erschwert seine innere Ablösung. Beide Elternteile haben seinen Eigenwillen gebrochen. Nun versucht er, wohl indem er sich mit seinen Eltern identifiziert, in schmerzhafter Gewalt über sich selbst zu bestimmen.*

Im Laufe der Therapie kommt er zunehmend ins Nachdenken. Beim Gedanken an die Trennung von seiner Mutter wird sein Ohrgeräusch lauter. Er entdeckt aber auch, dass der Tinnitus etwas Gutes hat: »Wenn er so laut brüllt, ist er ein Schutzwall, ist er wie ein Ventil.«

Zunächst wirkt er in der Behandlung erreichbar, er scheint sein Symptom mit einer gewissen reflexiven Distanz betrachten zu können. Wie sehr ihm diese Vorgänge allerdings Angst machen, zeigt sich etwas später in der Behandlung: Als die Kurzzeittherapie, die ich zunächst für die akute Bearbeitung der Krisensituation beantragt habe, in eine längerfristige Therapie umgewandelt werden sollte, bricht Frank S. ab.

Das Problem bei diesem Patienten ist sein Selbstbetrug. Er ist nicht selbstständig – in der Fachsprache würde man sagen, er ist narzisstisch. Er wird Pilot, erfüllt damit aber nur den Wunsch seiner narzisstischen Mutter, mit der er sich identifiziert. Alles, was er tut, ist nichts Eigenes. Sein ganzes Tun ist nicht in einer eigenen Persönlichkeit verwurzelt. So ist er auch als Pilot nicht ganz er selbst, sondern immer noch Teil seiner Mutter. Genauso wenig ist er in der Lage, ein eigenständiges Privatleben zu führen oder einigermaßen nach seinem eigenen Empfinden zu gehen. In ihm ist so viel Unbewusstheit, was seine eigene Entwicklung angeht, stattdessen entwickelt er sich nach dem Bilde der Mutter. Diese narzisstische Entwicklung wird meiner These zufolge durch die Globalisierung verstärkt. Ich vermute, er ist beruflich in einer Position, in der er besonders von der Hochtechnisierung beeinflusst wird, ähnlich wie die Beeinflussung von seiner Mutter.

Bei dem Beinahe-Unfall hatte er vielleicht zum ersten Mal eigene Empfindungen, hier: die Trauer um das totgeborene Kind, aber diese Empfindungen überrollen ihn. Er verliert die Kontrolle über seine Gefühle, ebenso wie er fast die Kontrolle über das Flugzeug verliert. Wenn er sich nicht selbst durchschaut, ist der nächste Kontrollverlust vorherzusehen.

Werner T. (52 Jahre, Manager)
Dieser Patient beeindruckt, fasziniert und irritiert mich durch die Unmenge an Technik und apparativer Medizin, die er quasi mit sich herumträgt. Im Gegensatz dazu sagt er, als er zu mir kommt, er habe »eine kleine psychologische Betreuung nötig«.

Etwa 50 Infusionen hat der leitende Angestellte einer Autofirma nach zwei Hörstürzen erhalten – ohne Besserung. Sein Hörverlust um 20 Prozent auf einem Ohr ist dauerhaft. Er muss außerdem ständig Blutdruckmittel nehmen und kontrolliert Puls und Blutdruck durch mobile Messgeräte am Körper. Seit vier Jahren trägt er zudem einen TRT-Noiser, der ihm allerdings nicht hilft. Jedoch wird er durch die Retraining-Therapie laufend geschult, macht viel Sport und autogenes Training zum Stressabbau. Nach den Hörstürzen war er in stationärer Behandlung, hat Musiktherapie und Reha-Kur hinter sich.

Sein Tinnitus äußert sich in einem hohen Pfeifton, der lauter wird, wenn er sich ärgert. Und er ärgert sich oft, vor allem über seine zwei halbwüchsigen Söhne, die nach seiner Meinung nicht funktionieren, »schlampig und bockig« sind und lieber ihre eigenen Wege gehen. Auch im Beruf ärgert er sich, wenn andere nicht »auf Zack« sind. Und wenn er selbst nicht funktioniert, ärgert ihn das auch.

»Ich bin sehr konsequent, wie meine Mutter«,
sagt Werner T. Die Atmosphäre in seinem Elternhaus beschreibt er als »gut«. Seine Mutter ist sein
Vorbild. Allerdings hat er nie eine Pubertät gehabt,
hatte bereits damals Ängste, dass seine Eltern sterben könnten. Seine Mutter litt in jener Zeit unter
Migräne, Schwindel, Ohnmachten, Erbrechen. *Er
war gebunden an eine depressive Mutter, die somati-
sierte, also ihre seelischen Leiden körperlich austrug.
Sie dominierte den Sohn und den Ehemann völlig.*
Er lebte noch bis Mitte 20 zu Hause und gab seinen
Lohn dort ab. Zu seiner Mutter hat er ein ähnlich
enges Verhältnis wie zu seiner Frau. In seiner Ehe
dominiert seine Frau, sie hat die Kinder fast allein
erzogen, weil er so viel gearbeitet hat. Heute versteht sie sich gut mit den Söhnen, während er in
ständigem Streit mit ihnen lebt. Vor allem wenn sie
sich amüsieren, mit Freundinnen oder zusammen
ein Bier trinken, regt er sich auf. Einmal fährt er
dem Älteren beim Einparken in der Garage den
Außenspiegel ab.

Träume hat er nicht, sagt er am Anfang der Therapie, weder für die Zukunft noch nachts. *Unter dem
Druck eines Funktionieren-Müssens gibt es keine
emotionale Welt.* Aber er merkt, dass er dem dau-
ernden Druck nicht mehr gewachsen ist. Körperlich
bricht er zusammen, als ihm bewusst wird, dass er
sein inneres Leben weder spüren noch darüber reden
kann. Vor allem nachts wird der Tinnitus lauter, wenn

er über vieles grübelt. Werner F. hat Angst vor dieser nächtlichen Unruhe.

Im Verlaufe der Behandlung komme ich darauf, dass sein Inneres wie eine Maschine strukturiert ist, die immer problemlos funktionieren soll. Dass sein Vater Automatenaufsteller war, könnte bedeuten, dass er sich unbewusst mit einem wahrscheinlich mechanisch funktionierenden Vater identifiziert.

Im Verlauf der Therapie beruhigt er sich etwas. Er bemerkt, dass er ab und zu etwas loslassen kann, genießt die Gartenarbeit und die Zweisamkeit mit seiner Frau. Er denkt sogar über vorzeitigen Ruhestand nach. Wohl durch diese persönlichen Veränderungen verschwindet der Tinnitus zeitweise. *Ich hatte den Eindruck, dass das Angebot der apparativen Medizin hier auf eine entseelte Persönlichkeit trifft. Er kann sich in dem Maße von der Technik trennen, in dem er emotionaler wird.*

Zusammenfassung

➤ In den Lebensgeschichten meiner Patienten wiederholen sich immer wieder ähnliche Muster: Der Konflikt um Ablösung, Trennung, Entwicklung und Selbstständigwerden steht oft im Mittelpunkt.

➤ Sie haben das Gefühl, nicht mehr über sich selbst bestimmen zu können, sie fühlen sich abhängig, ihnen fehlt Selbstvergewisserung.

➤ Die besonderen Formulierungen, mit denen Tinnitus-Betroffene ihr spezielles Ohrgeräusch beschreiben, erscheinen wie ein bildhafter Ausdruck für die Beziehungen, die sie zu ihrer Symptomatik und auch zu ihnen wichtigen Personen haben.

➤ Ein Therapeut kann ihnen helfen, diese emotionalen Bedeutungen zu entschlüsseln und ihnen einen Sinn zu geben.

8   NACHWORT

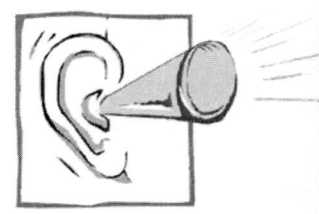

Ich habe versucht, zu beschreiben, wie Tinnitus zwar einerseits ein Massenphänomen unserer Zeit ist, aber eben auch auf sehr individuell verschiedene Ursachen hindeutet. So unterschiedlich die Menschen sind, die unter Tinnitus leiden, so lassen sich doch in ihrer lebensgeschichtlichen Entwicklung immer wieder ähnliche Muster erkennen: Sie haben es oft schwer, sich von ihren Müttern abnabeln zu können, oder sie haben schon in der frühen Lebensphase nicht genug Halt bekommen. Dies wären aber Voraussetzungen, um ein reifes eigenständiges Ich entwickeln zu können.

Insofern liegt das Problem zumeist darin, dass an irgendeinem Punkt die für das Kind so wichtige frühe Entwicklung gestört wurde. Zu Beginn des Lebens sind Körper und Seele noch nicht zu unterscheiden. Man könnte sagen: Die Seele ist auch der Körper und umgekehrt. Deswegen drücken sich gelungene und misslungene Beziehungen und ein gestörter Dialog zwischen Mutter und Kind immer auch körperlich aus. Später im Erwachsenenalter, zumeist wenn sich ähnliche Konflikte wie in der frühen Kindheit wiederholen, werden diese nicht seelisch erlebt, sondern brechen als körperliches Ereignis, etwa im Tinnitus-Symptom durch.

Die psychotherapeutische Aufgabe und Arbeit besteht dann auch darin, dieses frühe körperliche Erleben zu begreifen, bewusst zu machen und auf eine sprachliche Ebene zu überführen. Denn meinem Verständnis nach liegt die Problematik der Symptomatik nicht an der Oberfläche, sie ist vielmehr mit lebensgeschichtlichen Ereignissen verbunden. Daher ist ein längerer psychotherapeutischer Prozess nötig, um tiefe, unbewusst gewordene Schichten zu erreichen. Meine Annahme, dass der Tinnitus-Symptomatik ein tiefer liegender emotionaler Konflikt zugrunde liegt, scheint mir eine wichtige Ergänzung zu den herkömmlichen Ratgebern.

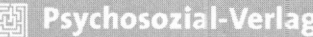

Psychosozial-Verlag

Andreas Jacke   Theo Piegler
Stanley Kubrick   Mit Freud im Kino

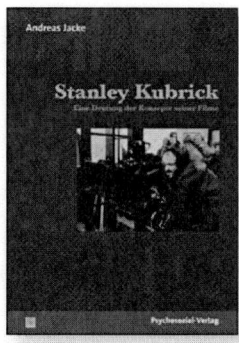

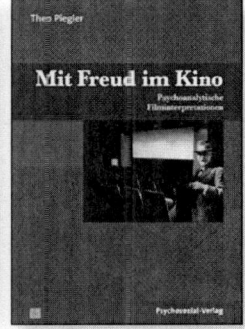

2009 · 359 Seiten · Broschur
ISBN 978-3-89806-856-7

2003 · 262 Seiten · Broschur
ISBN 978-3-89806-876-5

Stanley Kubrick (1928–1999) gehört zweifellos zu den wichtigsten Regisseuren der zweiten Hälfte des 20. Jahrhunderts. Doch sind seine Filme voller Rätsel: Was bedeutet der Monolith in »2001: A Space Odyssey« (1968)? Warum stürzt eine Blutwelle aus der Fahrstuhltür in den Flur eines Hotels in »The Shining« (1980)? Weshalb erschlägt Alex in »A Clockwork Orange« (1971) eine Frau mit einem riesigen Plastik-Phallus? Was hat der Arzt Bill Hartford in »Eyes Wide Shut« (1999) nachts maskiert bei einer dekadenten Sex-Orgie verloren? Das Buch möchte versuchen, diese Fragen zu beantworten, und beschreibt das gesamte Werk eines Mannes, dem es gelungen ist, zwischen Kunst und Kommerz, zwischen Arthaus-Kino und Hollywood über Jahrzehnte hinweg immer wieder perfekte Filme zu drehen, die einen ganz eigenen Ausdruck haben.

Das Buch lädt den Leser ein, Filme Seite an Seite mit dem Begründer der Psychoanalyse zu erleben und zu genießen. Diese Perspektive ist in besonderer Weise geeignet, den ganzen Reichtum von Filmen zu erfassen. Neben einer Darstellung der Beziehung von Film und Psychoanalyse werden internationale Filme der letzten fünf Jahrzehnte aus psychoanalytischem Blickwinkel betrachtet. Beiträge des Stuttgarter Psychoanalytikers Peter Kutter und des Berliner Filmemachers Christian Schidlowski runden das Buch ab.

Der Text verbindet in gut verständlicher Form Film und Psychoanalyse und kann so nicht nur als Einstieg in die Psychoanalyse, sondern auch als psychoanalytische Interpretationshilfe beim Betrachten von Filmen genutzt werden.

Walltorstr. 10 · 35390 Gießen · Tel. 06 41 - 96 99 78 -18 · Fax 06 41 - 96 99 78 -19
bestellung@psychosozial-verlag.de · www.psychosozial-verlag.de

Psychosozial-Verlag

Manfred Thielen (Hg.)
Körper – Gefühl – Denken

Peter Geißler
Analytische Körperpsychotherapie

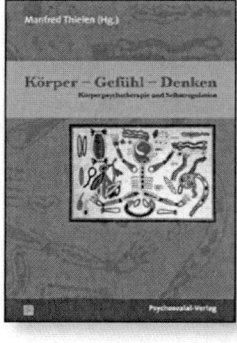

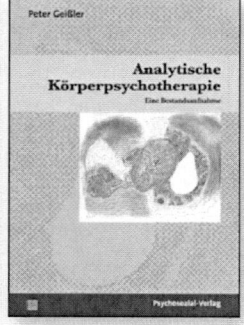

2009 · 406 Seiten · Broschur
ISBN 978-3-89806-821-5

2009 · 383 Seiten · Broschur
ISBN 978-3-89806-879-6

Wie sich die Selbstregulation von Gefühlen entwickelt und wie es dabei zu Störungen kommt, damit setzen sich in den letzten Jahren Säuglings-, Emotions- und Hirnforschung zunehmend auseinander. In der Körperpsychotherapie ist »Selbstregulation« schon ein altes Thema: als Regulation der Gefühle, aber auch der körperlichen Prozesse, die mit dem seelischen Erleben einhergehen.

Der Säugling erwirbt in einem zwischenmenschlichen, ko-regulativen Prozess im Austausch mit den Eltern die Fähigkeit, seine Gefühle auszudrücken, zu steigern oder zu beruhigen, das heißt, seine Affekte zu regulieren. Ähnliches geschieht in der Therapie mit Erwachsenen. Dort ist es ein zentrales Ziel, eine gestörte oder eingeschränkte Fähigkeit zur affektiven, körperlichen und kognitiven Selbstregulation wieder zu entwickeln.

Die Bioenergetische Analyse Wilhelm Reichs und Alexander Lowens hat sich trotz ihrer psychoanalytischen Wurzeln in Theorie und Methode in eine eigenständige Richtung entwickelt. Ursprünglich galten Körperpsychotherapie und Psychoanalyse als in Theorie und Praxis unvereinbar, doch durch den Einfluss der zeitgenössischen Säuglings- und Kleinkindforschung und der Neurowissenschaften hat sich diese Kluft verringert. Moderne Psychoanalytiker interessieren sich vermehrt für körperliche Aspekte im Beziehungsgeschehen, für unbewusste Handlungsdialoge und körperliche Inszenierungen. Gleichzeitig beziehen Bioenergetiker der zweiten und dritten Generation Aspekte von Übertragung und Gegenübertragung immer stärker in ihr Vorgehen ein. Vor dem Hintergrund eigener persönlicher Erfahrung in beiden Therapieansätzen entwickelt der Autor Strategien für eine Kombination in Form der analytischen Körperpsychotherapie.

Walltorstr. 10 · 35390 Gießen · Tel. 06 41 - 96 99 78 - 18 · Fax 06 41 - 96 99 78 - 19
bestellung@psychosozial-verlag.de · www.psychosozial-verlag.de

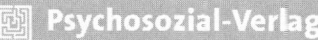
Mathias Hirsch   Parfen Laszig, Gerhard Schneider (Hg.)

»Liebe auf Abwegen«   Film und Psychoanalyse

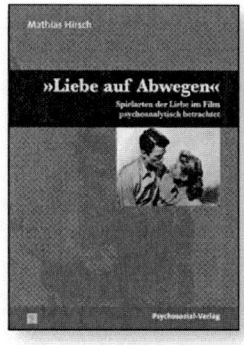 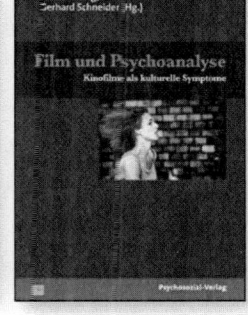

2008 · 198 Seiten · Broschur
ISBN 978-3-89806-842-0

2008 · 262 Seiten · Broschur
ISBN 978-3-39806-807-9

In den vergangenen Jahren ist das Kino immer mehr ins Interesse der Psychoanalytiker gerückt. Der Zuschauer kann sich berühren lassen und den Film als verschlüsselte Narration des eigenen Unbewussten verstehen. Er kann aber auch beruhigt das Eigene als Fremdes auf der Leinwand belassen. Dies ist ein Sinn des Voyeurismus. Der Film wird den unbewussten Motiven, Begierden, auch den Ängsten des Zuschauers entsprechen, ihn aber nicht dauerhaft verändern. Insofern ist Guattaris Spruch, das Kino sei »die Couch der Armen«, nicht mehr als ein witziges Bonmot.

Alle Filme, die in diesem Buch vorgestellt werden, führen uns in die Abgründe und Abwege der Liebe, die auch in uns als menschliche Möglichkeiten enthalten sind: Der Weg geht von der Mutterliebe, dem Inzest, der einen oder anderen Form der Perversion, der Ehe und der Selbstliebe bis hin zur Liebe in der Psychotherapie.

In den letzten Jahren ist eine Reihe psychoanalytischer Filminterpretationen erschienen, in denen die Filme als Indikatoren soziokultureller Befindlichkeiten verstanden werden. Das legt den Versuch nahe, der kulturpsychoanalytischen Perspektive in der Filmpsychoanalyse einen Ort einzuräumen und die Betrachtungsweise Siegfried Kracauers aufzunehmen. Er verstand Filme als »Spiegelbild« jener »Tiefenschichten einer Kollektivgesinnung, die mehr oder mincer unterhalb der Bewusstseinsschwelle liegen«, und konnte so eine Geschichte der Befindlichkeiten der Weimarer Zeit schreiben. Analog dazu werden im vorliegenden Buch Gegenwartsfilme als Oberflächenphänomene vor- und unbewusster soziokultureller Befindlichkeiten der sich globalisierenden spätkapitalistischen Welt aufgefasst.

Walltorstr. 10 · 35390 Gießen · Tel. 06 41 - 96 99 78 - 18 · Fax 06 41 - 96 99 78 - 19
bestellung@psychosozial-verlag.de · www.psychosozial-verlag.de

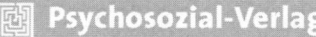
Peter Joraschky,
Hedda Lausberg, Karin Pöhlmann (Hg.)

Körperorientierte Diagnostik und Psychotherapie bei Essstörungen

Svenja Taubner

Einsicht in Gewalt

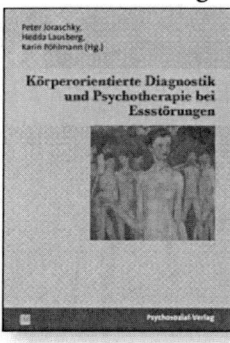

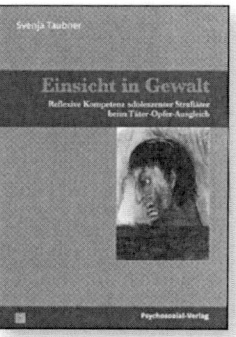

2008 · 293 Seiten · Broschur
ISBN 978-3-89806-813-0

2008 · 349 Seiten · Broschur
ISBN 978-3-89806-878-9

Der Band stellt die neuesten Forschungsergebnisse zur Diagnostik und Behandlung des gestörten Körpererlebens von PatientInnen mit Essstörungen dar. Die Dimension des Körpererlebens als zentrale Störung von PatientInnen mit Anorexia nervosa und Bulimia nervosa ist klinisch gut belegt. Verschiedene diagnostische Zugangswege zu dieser Störungsdimension werden hier differenziert dargestellt. Neben Fragebogenmethoden bestimmen vor allem projektive Verfahren, Einschätzungsverfahren durch Interviews und videogestützte Analysen von Bewegungsverhalten die aktuelle Forschung. Die körperorientierte Psychotherapie hat heute bei der Indikation einen gut evaluierten Stellenwert als erfolgreiche Behandlungsmethode von Essstörungen, sowohl als Hauptverfahren wie in Kombination mit einzel- und gruppenpsychotherapeutischen Methoden.

Das Thema Jugendkriminalität führt oft zu hitzigen Diskussionen, in denen jedoch das Verständnis für die individuellen Schicksale der Betroffenen verloren geht. An der Schnittstelle von Kriminalwissenschaften und Psychologie stellt dieses Buch Einzelfallanalysen von gewalttätigen Jugendlichen mit einer oftmals traumatischen Geschichte ins Zentrum der Untersuchung.

Am Beispiel des Täter-Opfer-Ausgleichs wird mit Methoden der psychoanalytischen Psychotherapieforschung und Bindungsforschung die Auseinandersetzung junger Männer mit ihren Gewaltstraftaten beschrieben. Svenja Taubner arbeitet heraus, dass einseitige Täterzuschreibungen einem Lernprozess entgegenwirken, und stellt Vorschläge für Entwicklungsmöglichkeiten dar.

Walltorstr. 10 · 35390 Gießen · Tel. 06 41 - 96 99 78-18 · Fax 06 41 - 96 99 78-19
bestellung@psychosozial-verlag.de · www.psychosozial-verlag.de